人体発生学と生命倫理

―― 生命倫理学的考察 ――

平塚 儒子 編著

時潮社

目　次

第1章　人体の発生　　　　　　　　　　　　　　松尾拓哉

1. 人体発生の概要　13
2. 生殖子形成　16
    a. ヒトの染色体　16
    b. 精子形成　17
    c. 卵子形成　18
    d. 卵子数の変化　19
    e. 卵胞の発達　20
3. 排卵・受精から着床まで　21
    a. 排　卵　21
    b. 受　精　22
    c. 卵　割　23
    d. 着　床　25
4. 胚子期　27
    a. 発生第12日胚子　27
    b. 発生第16日胚子　29
    c. 発生第18日から第28日胚子　29
    d. 胚葉の分化　31
5. 胎児期　32
    a. 胎児体重　32
    b. 胎児発育　34
6. 胎　盤　36
    a. 胎盤の形態　36
    b. 胎盤の機能　38
7. 血液循環　38
    a. 胎生期の血液循環　39
    b. 出生後の血液循環と胎生期の血液循環の遺残物　40
8. 新生児期・乳児期　41
    a. 新生児期・乳児期の概要　41
    b. 形態的・機能的な発育発達　41

第2章　人体発生学的問題と生命倫理
　　　―生命倫理学の位置づけ―　　　　　松尾拓哉・平塚儒子

1. 生命倫理学の「法」と「倫理」の関係とは　51
   - 1－1. 倫理とは　51
   - 1－2. 医療倫理　52
   - 1－3. 生命倫理学 Bioethics（バイオエシックス）　54
   - 1－4. 再生医療　56
2. 先天異常　57
   - 2－1. 定　義　57
   - 2－2. 疾病分類による位置づけ　58
   - 2－3. 先天異常が形成される時期　59
   - 2－4. 先天異常の原因　60
     - ①遺伝要因　60
     - ②環境要因　66
     - ③多因子要因　79
   - 2－5. 先天異常の型　80
     - ①無発育（ある部分欠如、形成不全）　80
     - ②発育抑制　80
     - ③近隣原基の癒合　84
     - ④病理学的変化　85
     - ⑤異型形成　85
   - 2－6. ヒトの発生における器官形成期（臨界期）　86
   - 2－7. 実験奇形学（生殖発生毒性学）　86
   - 2－8. 出生後の児の発達・発育におよぼす胎児期の環境　86
     - ①因子特異性　87
     - ②時期特異性　87
     - ③用量・反応関係（閾値の存在）　88
     - ④母子遺伝子型　88
     - ⑤母体の生理状態　89
     - ⑥児の生活環境　89

第3章　出生前診断　　　　　　　　　　　　　　　　　松尾拓哉

1. 周産期における児の発育と発達を確認する方法　95
   - 1−1. 倫理に関する見解　95
   - 1−2. わが国における出生前診断に関するガイドライン　96
2. 出生前診断法　98
   - 2−1. 超音波造影法　超音波検査　ultrasonography　99
   - 2−2. 母体血を用いた新しい出生前遺伝学的検査［無侵襲的出生前遺伝学的検査（Non-Invasive Prenatal genetic Testing；NIPT）］　100
     - 2−2−1. 無侵襲的出生前遺伝学的検査（NIPT）による解析　100
     - 2−2−2. 無侵襲的出生前遺伝学的検査（NIPT）を用いた診断　100
     - 2−2−3. 無侵襲的出生前遺伝学的検査（NIPT）普及の問題点　101
   - 2−3. 母体血清マーカー検査　102
   - 2−4. 羊水穿刺　amniocentesis　103
     - ①αフェトプロテインの定量　alpha fetoprotein（AFP）　104
     - ②分光光度計分析　spectrophotometric study　104
     - ③性染色質型　sex chromatin pattern　104
     - ④細胞培養と染色体解析　cell culture and chromosomal analysis　104
   - 2−5. 絨毛膜絨毛標本採取　chorionic villus sampling（CVS）　104
   - 2−6. 胎児鏡検査法　fetoscopy　105
   - 2−7. 経皮的臍帯血採取法　percutaneous umbilical cord blood sampling（PUBS）　107
   - 2−8. コンピュータ断層撮影法と核磁気共鳴画像法　computed tomography and magnetic resonance imaging　107
   - 2−9. 胎児監視法　fetal monitoring　107
   - 資料1. 日本医師会.「医療における遺伝学的検査・診断に関するガイドライン」2011年2月　108

資料2．日本産科婦人科学会「出生前に行われる遺伝学的検査および診断に関する見解」2013年6月　109

資料3．日本産科婦人科学会．「着床前診断」に関する見解　2015年6月　110

資料4．日本産科婦人科学会倫理委員会・母体血を用いた出生前遺伝学的検査に関する検討委員会「母体血を用いた新しい出生前遺伝学的検査に関する指針」2013年3月9日　111

資料5．日本医師会　生命倫理懇談会「遺伝子診断・遺伝子治療の新しい展開—生命倫理の立場から—」2016年5月　113

第4章　先天異常の予防と防止　　　　　　　　　松尾拓哉

1．先天異常モニタリング　117
　1－1．わが国における先天異常の出生頻度　117
　1－2．先天異常の原因（詳細は、第2章2－4．先天異常の原因を参照のこと）　118
2．先天異常の予防　118
　2－1．先天異常発生率の低減　119
　　①神経管閉鎖障害の発生率を低減する葉酸　119
　　②葉酸摂取の必要性　120
　　③主要穀物への葉酸強制添加における世界各国の対応　121
　　④わが国における神経管閉鎖障害の発生の推移　122
　　⑤医療費の削減をもたらす葉酸添加政策　123
　2－2．葉酸の摂取　124
　　①わが国における葉酸摂取　124
　　②食事由来葉酸の相対生体利用率　125
　　③葉酸摂取を促進するための学習機会　127
　　④食生活習慣の改善と葉酸摂取　128
　　⑤葉酸摂取の安全性　130

第5章　近年増加している心の兆候と道徳教育
（国連・子どもの権利委員会からの提言より）　平塚儒子

1. 増加傾向にある心の兆候　137
   - 1－1. 戦後の学校教育の学習指導要領の変遷　137
   - 1－2. サーカデアンリズム（概日リズム）と、睡眠と心や体の影響　140
   - 1－3. 最近増加する心の兆候　145
   - 1－4. 教育病理と社会的病理現象について　150
     - ①キレやすく、激しやすく、すぐに収まる癇癪　151
     - ②－1　ADHD＝注意欠陥・多動性障害の発症には　151
     - ②－2　発達障害の高機能広汎性発達障害（HFPDD）について　154
     - ③ストレスとは「相反する葛藤が脳で起きている状態」　160
     - ④依存症になる原因の多くは、「心の葛藤によるもの」で、激しい不安にかられたり、強い不満を持った時に別の事に紛らわそうとする　160
   - 1－5. 発達障害のソーシャル・スキル　161
     - ①ソーシャル・スキルとは　161
     - ②軽度発達障害の子どもは　161
     - ③自閉症、アスペルガー症候群は　162
     - ④高機能自閉症やアスペルガー症候群では　162
     - ⑤ADHD（注意欠陥多動性障害）では　162
   - 1－6. 軽度発達障害のソーシャルスキルプログラム　162
2. 人は倫理を必要とし、「いじめの許容社会をなくし」、「自己決定」や「尊厳性」を守り「分かち合い」の心を育てる　163
   - 2－1. 倫理性について、「人間はなぜ倫理を必要とするのか」、「動物の生命力、あるいは、なぜ動物は倫理を必要としないのか」　163
   - 2－2. "いじめやハラスメントを目撃したら通報する" 倫理的対処行動の日本と中華人民共和国（天津市）　164
   - 2－3. "いじめ"の倫理性について　164
3. 道徳性の教育―国連・子どもの権利委員会からの提言より―　171

3－1. 愛情を持った親から挨拶などの躾があった子どもは、物事の理性的判断ができて、日本人の感受性豊かな情緒性を持った青年となる　174
　①親の愛情ある躾と社会的ルールや友達付き合いが得意である　175
　②親の愛情ある躾と自分と違う考えをしている人を受け入れる関係性　176
　③親の愛情ある躾と自然が好きで感動する情緒　176
3－2.「いじめ」が心身に与える影響と倫理問題を考える　177
　①いじめを経験した者は心配事があって眠れない　178
　②いじめを経験した者と「不登校」や「引きこもり」の経験　178
　③いじめをした加害者と傍観者であった者の関係　178
　④いじめをした加害者はいじめを受けた被害者であった関係　179
3－3. 日本人の高齢者や障害者と尊重と共存しコミュニケーションのできる人について　180
　①"年寄りや障害を持つ人と目線を同じにして生きていくことができる者"と人生を積極的に取り組む者の関係　180
　②自分が望む自立した生活を実現できるようにする者とお年寄りや障害を持つ人と目線を同じにして生きていくことの関係　181

第6章　人工妊娠中絶に関する倫理的観点　　デッカー清美
1. 人工妊娠中絶の現況　193
2. 生殖補助医療の進歩と倫理観　195
3. 戦前の日本の経緯　196
4. 戦後の日本の経緯　197
5. 世界の動向　197
6. 日本の動向　198
7. 世界の人工妊娠中絶の現況　199
8. 生殖革命　202
9. 生命倫理と人工妊娠中絶　205
10. 先天性異常の予防　207
おわりに　209

第7章　障害者差別解消法における教育　　　宇城靖子
1. 日本の障害者福祉　215
2. 日本の障害者福祉教育の変遷　216
   特別支援学級の在籍者数、知的障害、自閉症・情緒障害者数と小学校、中学校、高等学校の在籍者数の年次推移（2005年～2015年）　231

第8章　共生教育　　　平塚儒子・宇城靖子
1. 「人と環境の共生する社会」づくり　235
2. 指導案　人の発達と動物の攻撃と「いじめ」―日本人の生活は昔から共生の社会であった―　238

第9章　障害者差別解消法の制定の経緯　　　佐渡洋克
1. 障害者差別解消法とは　245
2. 障害者の権利に関する世界の動き　245
3. 障害者の権利に関する法制度の整備　246
   ①障害者基本法　246
   ②障害者総合支援法　246
   ③障害者雇用促進法　247
4. 障害者差別解消法の内容　247
   ①差別的取り扱いの禁止と合理的配慮の提供　247
   ②「障害を理由とする差別の解消の推進に関する基本方針」　248
5. 差別的取り扱いの禁止　249
   ①差別的取り扱いの禁止の定義　249
   ②正当な理由の判断の方法　249
   ③差別的取扱いの具体例　250
   ④法的義務　250
6. 必要かつ合理的な配慮の提供　251
   ①必要かつ合理的な配慮の提供　251
   ②「必要かつ合理的な配慮」はどこまですればいいのか　251
   ③合理的配慮の提供の例　252
   ④環境の整備の事例　254

⑤環境の整備、対応要領や対応指針の作成　255
　　⑥行政機関では法的義務、民間事業者では努力義務　256
7.差別を解消するための支援措置　256
　　①相談、紛争の防止等のための体制の整備　256
　　②障害者差別解消支援地域協議会　256
　　③啓発活動　257
8.罰　則　257

第 1 章
人体の発生

松尾拓哉

1．人体発生の概要

　ヒトの胎生期間は、発生学では受精から出生までの38週間を受精齢という（図表1－1）。産科学的には、妊娠の始まりは外見的にはわからないため、産科学における妊娠期間は受精日と排卵日を同日とみなし、最終月経の初日から排卵日までの2週間を加えた40週間を月経齢としている。

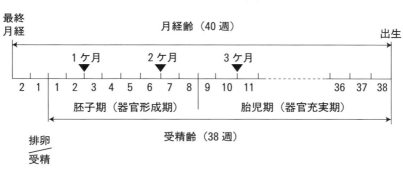

図表1－1　胎生期間

　受精から発生第8週末までを胚子、発生第9週初めから出生までを胎児という。特に発生第3週初めから第8週終わりまでの胚子期は、主要な器官のもととなる組織が形成される時期であり、この期間は、器官形成期とも呼ばれている。
　ヒトの発生における各器官の発生時期を図表1－2に表した。器官形成期は、主要な器官のもとになる組織が順次形成され、多くの器官ではその雛形をつくり上げる大変重要な時期であると同時に、外部からの刺激に対して非常に敏感で、形態異常を生じやすい時期でもある

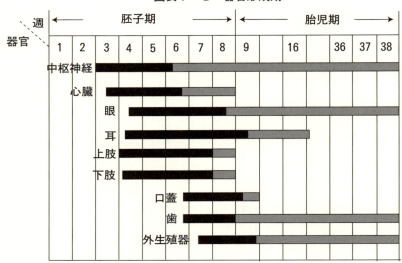

図表1-2　器官形成期

ため、この時期を臨界期ともいう。

　発生第9週以降、出生までを胎児期という。胎児期は、組織の分化が進み、各器官は充実し、機能的な成長が起こり、器官充実期と捉えることができる。この時期には、各器官の雛形の形成はほぼ終えている。また、外部からの刺激に対しては、軽度の異常が生じやすい時期が含まれている。

　生殖器官では、生殖に関係する細胞は、減数分裂という分裂様式にしたがって分裂を行い、配偶子（精子あるいは卵子）を形成する。これを生殖子形成という。男性では精巣において精子の形成が行われる。女性では卵巣において卵子の形成が行われる。

　女性では、思春期以降に約28日に一度、排卵によって卵子が1つずつ卵巣から腹腔内に排出される。排出された卵子は、卵管采から卵管

に取り込まれ、卵管膨大部にたどり着く。

　受精は、女性の卵管膨大部において排卵後24時間以内に精子と出会い、卵子内に精子が侵入することで成立する。精子が侵入した卵子は、接合子（受精卵）という。接合子の内部では、精子が持っていた核（男性前核）と卵子が持っていた核（女性前核）の融合が始まる。受精30時間後に核の融合が終わる。その後、接合子は、透明体に包まれたままの状態で細胞分裂を始める。

　接合子は、2細胞、4細胞、8細胞と細胞数を増す。接合子が透明体に包まれたままで分裂する状態を卵割という。また、分裂して数が多くなるにつれて小さくなった細胞を割球という。受精から3日後の接合子は、初期の桑実胚（細胞数32個程度）という。さらに分裂を行い、後期の桑実胚（細胞数64個程度）に細胞数を増すが、透明体に包まれているため、全体の大きさは変化しない。受精から4日から5日で、桑実胚はさらに細胞分裂を繰り返しながら卵管から子宮腔内に達する。

　この時期には後期の桑実胚の内部で割球間にすきま（細胞間隙）が生じる。この間隙が次第に大きくなり、胚盤胞腔が形成される。桑実胚が子宮腔に達し、割球間にすきまが生じる時期に接合子を覆っていた透明体が消失する。透明体が消失し胚盤胞腔が形成された胚を、胞胚（胚盤胞）という。胞胚を構成する細胞は、将来赤ちゃんを形成する内細胞塊（胚性幹細胞）と栄養膜の要素に分かれる。

　受精後5.5日から6日で子宮内膜に到達し着床する。着床後、胞胚の子宮内膜への侵入が進み、受精後2週目中頃から末には、胞胚は子宮内膜内に埋没する。

　胞胚内部では、内細胞塊の分化は進み、胚盤葉上層と胚盤葉下層に分かれた二層性胚盤が形成される。栄養膜は、栄養膜合胞体層と栄養膜細胞層に分かれる。

発生第3週（受精後3週目）の初めでは、胚盤上方の外胚葉の正中線上に盛り上がった溝状の構造物が形成される。これを原始線条という。その前方に原始窩というくぼみができる。そのくぼみを取り囲むように高まりができる。これを原始結節という。胚盤を構成している外胚葉細胞が原始線条に達し、原始窩から潜り込みを始める。そこから下方に潜り込んで、外胚葉の下層と内胚葉の上層の隙間全体に広がり、中胚葉をつくる。中胚葉の出現によって、外胚葉・中胚葉・内胚葉の構造を持つ三層性胚盤が形成される。外胚葉・中胚葉・内胚葉は、それぞれの臓器・器官に分化を始める。

　胚子は、発生第3週初めから発生第8週末までの器官形成期を経て、発生第9週初めに胎児になり、出生までの器官充実期に至る。胎児は、発生38週（月経齢40週）に達すると、出生する。

2．生殖子形成

a．ヒトの染色体

　男性と女性の染色体数（常染色体と性染色体）はそれぞれ、男性の染色体は、44＋XY、女性の染色体は、44＋XXである。生殖子形成は、男性では精巣において精子形成として、女性では卵巣において卵子形成として行われる。生殖子形成における細胞の分裂の形式は、減数分裂である。細胞分裂には体細胞分裂と減数分裂がある。体細胞分裂は、成長のための分裂であり、減数分裂は、生殖器官において生殖子形成を行うための分裂である。

第 1 章 人体の発生

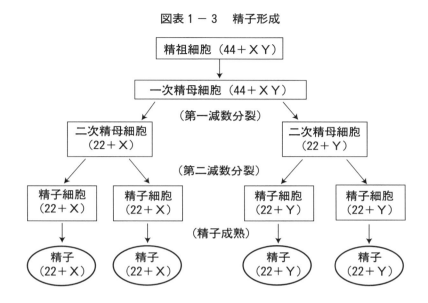

図表 1 − 3 　精子形成

b．精子形成

　精子形成の概略を図表 1 − 3 に表した。精子形成を行う精巣では、精祖細胞から一次精母細胞、二次精母細胞、精子細胞となり、精子成熟を経て精子となる。一次精母細胞から二次精母細胞に分裂する際に第一次減数分裂を、二次精母細胞から精子細胞になる際に第二減数分裂を行う。1 個の一次精母細胞から 2 個の二次精母細胞が、さらに 2 個の二次精母細胞から 4 個の精子細胞ができる。染色体数は、44 ＋ X Y の一次精母細胞が第一減数分裂により、22 ＋ X あるいは、22 ＋ Y の染色体をもつ二次精母細胞となる。さらにそれぞれの二次精母細胞が第二減数分裂を行い、22 ＋ X を持つ 2 個の精子細胞と 22 ＋ Y を持つ 2 個の精子細胞ができる。

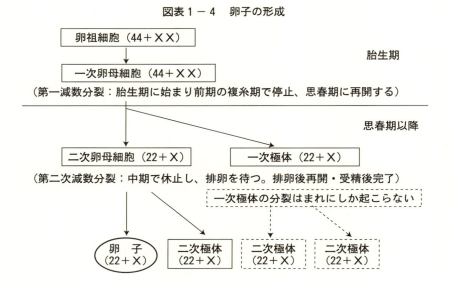

図表1－4　卵子の形成

c．卵子形成

　卵子形成の概略を図表1－4に表した。卵巣では、胎生期に卵祖細胞から有糸分裂を続け、第一減数分裂の前期で停止して、一次卵母細胞を形成する。一次卵母細胞は、周囲の扁平上皮細胞と共に原始卵胞を形成して、思春期までこの状態を保つ。思春期まで第一減数分裂は完了しない。思春期になると、いくつかの原始卵胞が順次成熟を始め、第一減数分裂が完了し、二次卵母細胞と一次極体が形成される。

　続いて、二次卵母細胞は、第二減数分裂を始める。二次卵母細胞は、第二減数分裂中期で分裂を休止し、排卵のタイミングを待つ。排卵後に第二減数分裂は再開されるが、排卵直後の卵子の減数分裂の段階は、二次分裂中期で停止したままである。卵子の減数分裂は、排卵後に再開し、受精後に胎生期から続いていた減数分裂は、完了する。第二減数分裂では、二次卵母細胞からは1個の卵子と二次極体ができる。同

時に一次極体は、まれに2個の二次極体に分裂することがある。染色体数は、44＋XXの一次卵母細胞が第一減数分裂により、22＋Xの染色体をもつ二次卵母細胞となり、さらに、第二減数分裂を経て、最終的には、22＋Xを持つ1個の卵子と22＋Xを持つ3個の二次極体になる。

d．卵子数の変化

卵巣内における卵子の減数分裂の段階と卵子数の変化について図表1－5に表した。卵子の数の変化は、胎生期の減数分裂開始時期から始まる。胎生期では、最大約700万個の卵子が卵巣内に存在する。卵祖細胞から一次卵母細胞に分裂を行う過程で、卵子数が減少し、出生時には約60万個から約70万個が存在する。卵子は、一次卵母細胞に変化する途中の第一減数分裂前期（複糸期）で減数分裂の活動を停止し、思春期以降、順次減数分裂を再開する。出生期から思春期までに卵子はさらに減少し、卵巣には約4万個が存在する。

図表1－5　減数分裂段階と卵子数の変化

減数分裂の段階	卵子数の変化
卵祖細胞　分裂開始	胎生期：最大約700万個
↓	
一次卵母細胞 胎生期に第一分裂前期（複糸期）で停止 （第一分裂再開まで10年から50年間停止する） 思春期から順次再開	出生時：約60万～約70万個 思春期：約4万個
↓	
二次卵母細胞 第二分裂中期で休止し排卵を待つ。 排卵後第二分裂を再開	卵巣内において 成熟中の卵子 15～20個／月
↓	
卵子　（受精後に減数分裂は、完了する）	総排卵数：約500個

思春期以降、1ヵ月あたり15個から20個が卵巣内において成熟を継続し、約28日間隔でひとつの卵子を排卵する。ひとりの女性の総排卵数は、約500個といわれている。

e．卵胞の発達

成人女性の卵巣では、すべての卵母細胞はその周囲を卵胞上皮という単層の細胞群に取り巻かれている。これを卵胞と呼ぶ。原始卵胞は、第一減数分裂前期で停止したまま思春期までそのままの状態を保つ。思春期以降になると、一部の原始卵胞は、一次卵胞となり、続いて二次卵胞、やがて卵胞腔を形成して胞状卵胞となる。さらにますます大きくなり、グラーフ卵胞とよばれる成熟卵胞を形成する（図表1－6）。

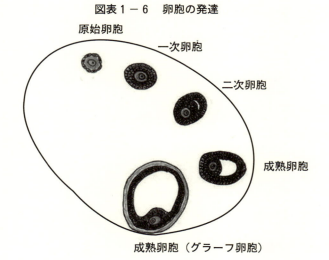

図表1－6　卵胞の発達

3. 排卵・受精から着床まで

a. 排　卵

　排卵とは、成熟卵胞が卵巣表面を内部から盛り上げ、卵巣表面にある卵巣の表層上皮（腹膜上皮）が破裂して、顆粒膜細胞に包まれたままの卵が卵胞液と共に腹腔内に放出されることをいう（図表1－7）。

　排卵直前の卵では、停止していた第一減数分裂が進行し、一次極体を放出して卵は第二卵母細胞となる。つづいて第二減数分裂に入り、中期まで進むと、ここで減数分裂は再び休止する。ここで排卵され、卵子が腹腔内に放出される。このときの卵では、染色体は卵内の一極に偏っている。腹腔内に放出された卵は、卵管采に取り込まれる。

図表1－7　排卵

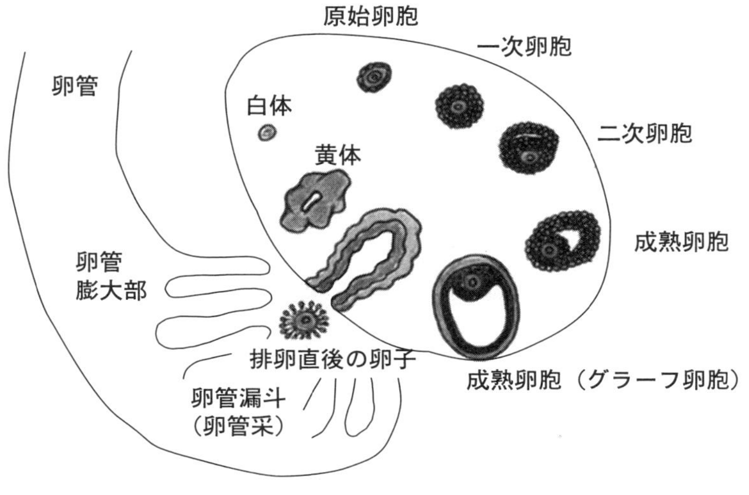

図表1－8　受精

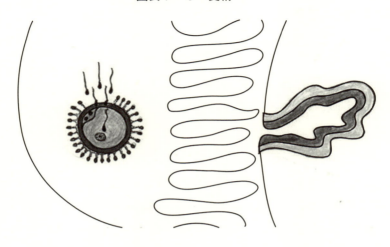

b. 受　精

　受精は卵管膨大部で起こる（図表1－8）。卵管内では卵をとりまいている顆粒膜細胞は、卵管内では次第に離散するが、精子と出会うころまでは一部の細胞が放線冠として卵を取り囲んでいる。卵と出会った精子は、先体反応を起こしてある種の分解酵素を放出して放線冠や透明体を溶かして、進入路をつくる。この通路を通って侵入してきた精子が卵細胞膜と接することによって、卵の細胞膜の透明体を変化させる透明体反応が生じる。その結果、卵膜と透明体の間に小空隙が生じて、他の精子の侵入を防ぐ。胎生期から中断していた二次減数分裂は、精子の侵入が刺激となって再開する。

　第二減数分裂の中期で止まっていた染色体は両極に分かれている。一方は卵子の核となり、他方は第二極体となって放出される（図表1－9）。卵子の減数分裂は完了し、卵子の核は女性前核となる。濃縮していた精子の核質は、急速に膨張し、その周囲に核膜が形成されて男

図表1-9 卵子への精子侵入　　図表1-10 男性前核と女性前核

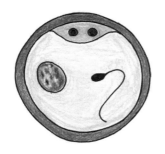
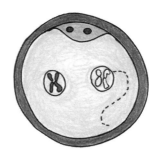

図表1-11 紡錘体と染色体

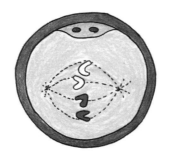

性前核となる（図表1-10）。

　受精卵は、受精完了時に卵子由来の女性前核と精子由来の男性前核が合わさり、46本の染色体が揃う。染色体は紡錘体上に整列し、縦に割れて反対側の極へ移動を始める（図表1-11）。

c．卵　割

　受精卵の細胞分裂過程を卵割という。2細胞期（図表1-12）、4細胞期（図表1-13）、桑実胚（図表1-14）へと細胞分裂がすすみ、細胞数を増す。受精卵は、さらに卵割をすすめる。卵割がすすむに従っ

図表1-12　2細胞期

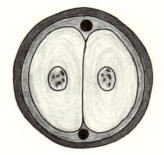

図表1-13　4細胞期

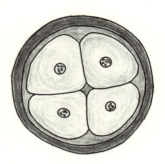

図表1-14　桑実胚

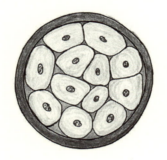

て小さくなった割球間に細胞間隙が現れる。それらは次第に融合して大きな腔所となり、その一極に細胞の集塊が見られる胞胚（胚盤胞）になる。

　受精卵は、受精から約4日間かけて卵管内を子宮に向かって移動し（図表1-15）、胞胚（胚盤胞）になる（図表1-16）。腔を囲む周囲の細胞層を栄養膜、内部の細胞群を内細胞塊（胚性幹細胞：Embryonic Stem Cell, ES細胞）という。のちの胎児成分はすべて内細胞塊（ES細胞）から生じる。栄養膜は、羊膜は絨毛などの胎膜となり、その一部は胎盤形成に関わる。

図表1-15 排卵・受精・卵割・着床

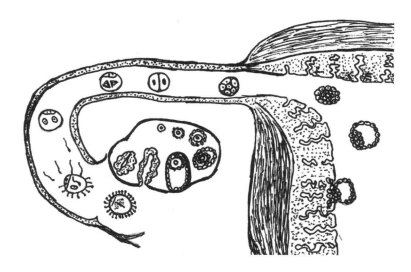

図表1-16 胞胚（胚盤胞）

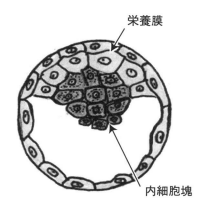

d. 着　床

　着床の第1段階は、胞胚（胚盤胞）と子宮内膜上皮との接着である。受精第5.5日から6日に胞胚（胚盤胞）は子宮内膜上皮に着床する。着

図表1-17　着床

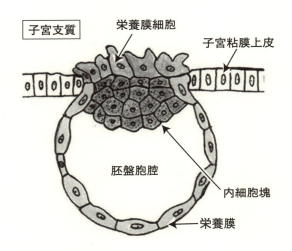

床が起こるには受精卵と子宮との相互作用が必要であり、両者の条件が整った時に着床が成立する（図表1-17）。着床がすすむと、新たにできた外層は栄養膜合胞体層という。この層の細胞は、境界がなく全体が多角細胞様を呈示する。

これに対して、元の層を栄養膜細胞層という（図表1-18）。合胞体層は突起を伸ばして上皮に侵入し、さらに深部の間質と接する。胞胚（胚盤胞）の子宮内膜への侵入はすすみ、受精後1週間目の末には胞胚（胚盤胞）は子宮内膜に浅く着床する。その後、子宮内膜への侵入が深くなり、栄養膜の分化はその全周囲におよぶ。

栄養膜は、外層の合胞体層と内層の細胞層で構成されるようになる。着床は発生第1週の終わりに始まり、発生第2週の終わりに終了する。

図表1-18 二層性胚盤

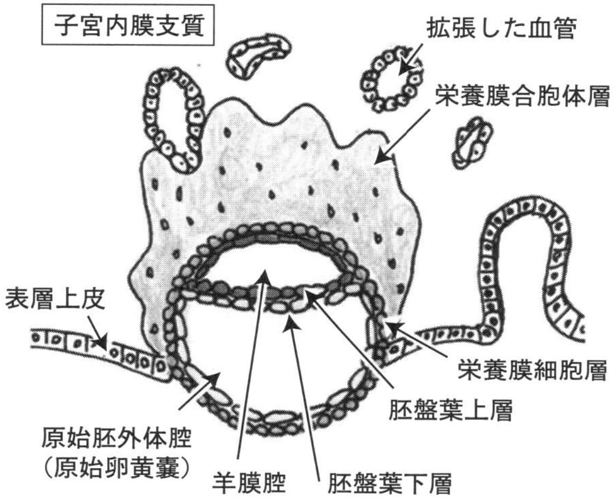

4. 胚子期

　受精から第8週終わりまでの期間を胚子期という。特に第3週初めから第8週終わりまで期間は、主要な器官のもととなる組織が形成される時期で、器官形成期と呼ばれている。多くの器官では、器官形成期にその器官の雛形をつくり上げる大変重要な時期である。同時に、外部からの刺激に対して非常に敏感で形態異常を生じやすい時期でもあり、臨界期ともいわれる。ヒトの発生における各器官の発生時期を表した模式図は、図表1-2に示した。

a. 発生第12日胚子（図表1-19）

　着床がより深くなっていく過程で、発生第12日の胚子では、内細胞

図表 1 −19　二層性胚盤

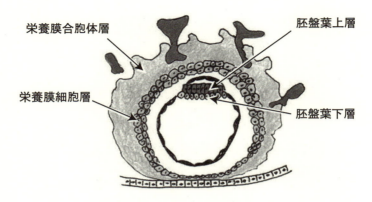

図表 1 −20　二層性胚盤中胚葉出現

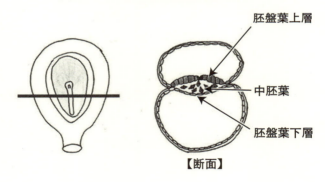

塊（ES細胞）は細胞増殖に伴って整然とした細胞配列が生じる。その結果、胚盤葉上層と胚盤葉下層の 2 種の細胞群が分化する。

　発生第16日の胚子は、胚盤葉上層と胚盤葉下層の 2 層からなる円盤状構造を呈する。これを二層性胚盤とよぶ。胚盤葉上層より分かれた細胞が、胚盤葉上層と胚葉とその下層の胚盤葉下層の間に広がり中胚葉をつくる。発生16日から始まる中胚葉の出現によって、胚盤葉上層が、外胚葉、中胚葉、内胚葉のすべての胚葉の源となる（図表 1 −20）。

図表 1 −21　三層性胚盤

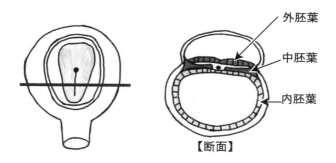

b. 発生第16日胚子（図表 1 −21）

発生17日には、中胚葉とともに三層構造をつくる。これを三層性胚盤という。

c. 発生第18日から第28日胚子（図表 1 −22、 1 −23、 1 −24）

脳や脊髄などの中枢神経系の発生は、発生18日から始まり発生23日には神経管となって胚子の体内に埋没する（図表 1 −22）。

発生18日では、外胚葉の細胞のなかで神経系となる神経板といわれる細胞集団がくぼみの形成を行い神経ヒダとよばれるヒダをつくる（図表 1 −22）。

発生20日では、神経ヒダはますます深くなり神経溝を形成する。胚子の頭方と尾方に神経ヒダのくびれが進み神経溝が伸びる（図表 1 −22）。

発生22日では、神経溝の中央部分から神経溝の天井部分の閉鎖が始まる。頭方と尾方に天井部分の閉鎖が進む（図表 1 −22）。

発生23日では、頭側神経孔と尾側神経孔の部分の開口をのこしてほかの部分は管状となり脳と脊髄のもととなる神経管が形成される（図表 1 −22）。

図表 1 −22　発生第18日から23日（神経系の発生）

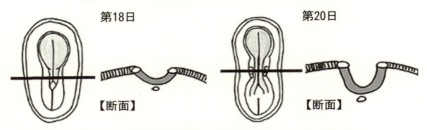

18日：神経ヒダの形成（外胚葉の細胞で神経板が形成され、神経ヒダをつくる）
20日：神経溝の形成（胚子の頭方と尾方に神経ヒダのくびれが進み、神経溝が伸びる）

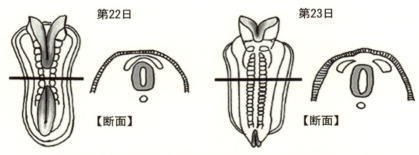

22日：神経溝の閉鎖（中央部分から神経溝の天井部分の閉鎖が始まる。頭方と尾方に天井部分の閉鎖が進む）
23日：神経管の形成（頭側神経孔と尾側神経孔の部分の開口を残して管状となり、脳と脊髄のもととなる神経管が形成される）

　発生25日では、頭側神経孔と尾側神経孔の閉鎖が始まる（図表1−23）。
　発生28日では、それぞれの閉鎖が終了し神経管ができあがる（図表1−23）。その後、神経管は中枢神経系（脳と脊髄）に分化する（図表1−24）。

図表1−23　発生第25日、28日（神経系の発生）

第25日　　　　　　　　　　　第28日

頭側神経孔

尾側神経孔

25日：頭側神経孔と尾側神経孔の閉鎖が始まる
28日：閉鎖終了（神経管ができあがる）

図表1−24　中枢神経系（脳・脊髄）の発生

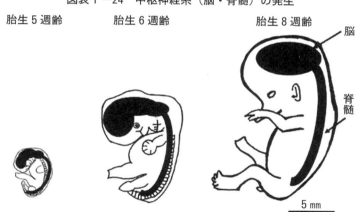

胎生5週齢　　　胎生6週齢　　　胎生8週齢　　　脳

脊髄

5 mm

神経は、中枢神経系（脳と脊髄）に分化する

d．胚葉の分化

　それぞれの胚葉から分化する臓器と器官を図表1−25に表した。外胚葉は、皮膚、神経系、感覚器の一部などに分化する。中胚葉は、脊

図表1-25 胚葉の分化

外胚葉	中枢神経系 末梢神経系 耳、鼻、眼の感覚上皮 毛と爪を含む皮膚 下垂体、乳腺、汗腺、歯のエナメル質
中胚葉	骨と軟骨、筋組織、真皮と皮下組織 脈管系（心臓、動脈、静脈、リンパ管、全ての血球、リンパ球） 尿生殖器系（腎臓、生殖腺と導管；ただし膀胱を除く） 脾臓、副腎皮質
内胚葉	消化器系 呼吸器系 膀胱の内腔を覆う上皮 甲状腺、上皮小体、肝臓、膵臓

柱、泌尿生殖器、四肢の骨筋、心臓、血液、脾臓などに分化する。内胚葉は、呼吸器系と消化器系の内臓などに分化する。

5.胎児期

発生第9週初めから出生までの期間を胎児期という。胎児期は、組織の分化が進み、各器官は充実する。また、機能的な成長も伴う。胎児期はじめには、各器官の雛形の形成はほぼ終えている。また、外部からの刺激に対しては、軽度の異常が生じやすい時期が含まれている（図表1-2）。

a.胎児体重

体重は、出生後の児の発育を評価するための指標として広く使われている。胎児の発育を評価するために体重を推定し、指標として用い

ることは、胎児の順調な発育状況について具体的なイメージを持つための重要な手段である。また、出生後の状態を予測するための貴重な情報源として役に立つ。

　胎児体重の推定には、超音波検査の測定値が用いられている。超音波検査は、胎児の身長と特定の部位の長さや面積を測定し、数値化することが可能である。いくつかの計測値を利用して胎児の体重を測定する方法が研究されてきた。

　胎児体重の推定は、現在のわが国で行われている超音波検査の計測値を用いると、胎児体重を±10％の誤差で推定することが可能である（図表1－26）。新生児の体重は正期産の場合では、2,500gから3,999gまでが正常とされている。したがって、新生児の体重は3,250g±750gの

図表1－26　胎児発育曲線（厚生労働省「推定胎児体重と胎児発育曲線」
　　　　　保険指導マニュアル　平成24年3月発行より）

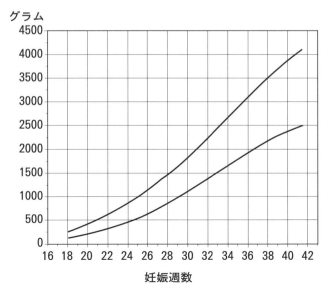

範囲内に入ることが正常ということになる。推定体重値の幅は、胎児自身が本来もっている遺伝的な素因と子宮内の環境と発育条件の違いに由来すると考えられている。

b．胎児発育

①胎生第3ヵ月（第9週～第12週）

　眼（眼瞼は癒合している）、耳、鼻、肘、手首、手指、膝、足趾が形成される。顔は、ヒトの輪郭を示し、あごの発達が進む。頭部は大きく、頭殿長（頭頂から殿部の先までの長さ）の半分を占める。第7週から始まった外生殖器の分化は継続されている。女性あるいは男性の性徴をそなえるが、十分に形成されていない状態である。

　第10週中頃まで臍帯近位部に腸ヘルニアが見られる。第9週の赤血球形成は肝臓が主に行う。第12週では、肝臓の赤血球形成は弱まり、脾臓における赤血球形成が始まる。尿形成は、第9週から開始される。尿は、尿道から羊水中に放出される。胎児は、その尿の一部を吸収し胎児の老廃物の一部として胎盤を通過して胎児循環に運ばれる。

②胎生第4ヵ月（第13週～第16週）

　胎盤の形態と機能が整う第16週までに頭部は第12週の胎児に比べて小さくなり、下肢が長くなる。外生殖器の形態から性別が判別可能となる。卵巣の分化が始まり、卵祖細胞が入る原始卵胞の形成が始まる。

③胎生第5ヵ月（第17週～第20週）

　胎児の運動が、母親に感じられるようになる（胎動初感）。皮膚は油脂状の物質（胎脂）で覆われる。胎脂は、胎児の皮脂腺からの脂肪性の分泌物とはがれた表皮との混合物からできている。

第20週齢では、胎児は、細かな産毛で覆われる。新生児期の熱産生の源となる褐色脂肪の形成が始まる。褐色脂肪は、主に頸部、胸骨後面、腎臓周囲にみることができる。第18週齢までに子宮が形成され、腟の管状化が始まる。卵祖細胞を持つ原始卵胞が多数形成される。第20週までに精巣は陰嚢に向けて下降を開始する。

④胎生第6ヵ月（第21週～第25週）
　第21週になると、眼球の速い動きがみられる。皮膚は、半透明で毛細血管の血液が透けてみえる。肺ではⅡ型肺胞細胞が出現し、サーファクタント（界面活性物質）の分泌が行われる。手指の爪が第24週までにみられる。

⑤胎生第7ヵ月（第26週～第29週）
　肺の形態と機能は十分に発達する。第26週には眼瞼が開く。産毛や頭髪はよく発達している。足指の爪がみられる。皮膚のしわは、皮下脂肪が多くなることによって消失する。第12週から始まった脾臓での造血は第28週で終わる。脾臓での造血が終わるまでに骨髄での造血がはじまり造血の主要部位が入れ替わる。

⑥胎生第8ヵ月（第30週～第34週）
　第30週までに眼の瞳孔の対光反射ができるようになる。皮膚は桃色でなめらかになり、上肢と下肢は太ったようにみえる。第32週以降の胎児は、早産しても生存は可能である。

⑦胎生第9ヵ月（第35週～第38週）
　第35週以降の胎児は、自然に光を追うことができるようになるとと

もに指をしっかりと握ることが可能となる。この時期の胎児は、まるまると太っている。第38週が近づくにつれて神経系は十分に成熟する。精巣は、満期出生児では陰嚢内に収まっているが、未熟児では精巣の下降が終えていないために多くの場合は、陰嚢内に収まっていないことがある。出生時期が近づくにつれて胎児の発育は、緩慢となる（図表1－26）。

6. 胎　盤

胎盤は、発生第16週までに完成する。胎盤のはたらきは、酸素と二酸化炭素を交換するガス交換、胎児に必要な栄養素や電解質の伝達と老廃物の排泄、母体抗体の伝達、薬物や感染因子の移動、ホルモンの産生である（図表1－27）。

a. 胎盤の形態

胎児期の循環は、母親と胎児の間を臍帯が結んでいる。臍帯の中にある血管は、臍動脈が2本と、臍静脈が1本である（図表1－28）。臍静脈には、栄養素を含み、胎盤でガス交換と物質交換を終えた酸素濃度が高く、栄養素を含んだ血液が、胎児に流れる。臍動脈には、胎児の体内から二酸化炭素濃度の高い血液と老廃物をあつめた血液が、胎盤に向けて流れる。胎盤では、ガス交換や物質交換などは絨毛膜を介して、母の血液と胎児の血液のなかに含まれる物質の交換が行われる。母体の血液と胎児の血液が直接混ざり合うことは、決してない。

図表1－27　胎盤を通過して胎児に届く物質

炭水化物（ブドウ糖）
アミノ酸
類脂質（遊離脂肪酸）
電解質
ビタミン類
　　脂溶性：ビタミンA、ビタミンD
　　水溶性：ビタミンB類、ビタミンB_{12}、ビオチン、葉酸
ミネラル
　　Na, Mg, K, Ca, Fe, Cu, Zn, Se
ホルモン：タンパク質と結合していないホルモン
　　（例：テストステロン、合成女性ホルモン）
抗　体
　　免疫グロブリンG（IgG）
有害物質
　　薬物：アルコール類、クスリなど
　　毒物：As, Cd, Hg, Pb, カビ毒など
　　ウイルス：風疹ウイルス、ジカウイルス、サイトメガロウイルスなど
　　微生物：トキソプラズマ・ゴンディなど

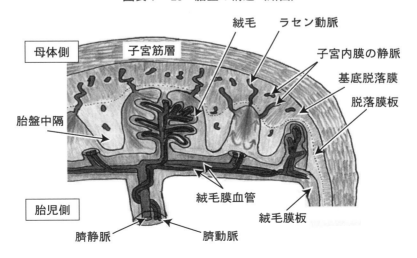

図表1－28　胎盤の構造（断面）

図表1−29 胎盤関門における物質の移動

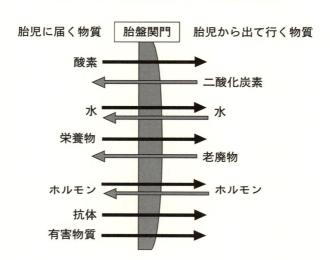

b. 胎盤の機能

　機能的な面から一般に胎盤関門とよばれる。胎盤関門を通過する物質は、単に拡散のみによるものではなく、浸透圧、分子の大きさ、電解性、能動輸送も関係していると考えられている。この胎盤関門を通して胎児には、酸素、水、栄養物、ホルモン、抗体と、有害物質までもが届く。また、胎児から母体に出て行くものは、二酸化炭素、水、老廃物、ホルモンなどがある（図表1−29）。

7. 血液循環

　胎児期から出生後の血液循環について、胎児期の循環と出生後の循環を比較して、胎児期から出生後の血液循環における出生時の切り替

えについて解説する。

a．胎生期の血液循環

　胎児期の血液循環では、胎盤においてガス交換と物質交換を行うために、胎児期のみに存在する構造物がある（図表1－30）。胎盤からガス交換と物質交換を終えた後、血液は、胎児の心臓に向けて流れる。

　血液は、臍帯内を通る臍静脈から、それに続く静脈管を通過し、下半身からの血液を集める下大静脈に合流する。下大静脈に合流した血液は、心臓の右心房に入る。ここで、上半身から心臓に向かう上大静脈の血液と合流する。右心房で胎児の静脈血と合流した血液は、ほとんどは卵円孔を通過して左心房に向かう。右心室に向かう血液は、ほとんどない。右心房に向かった一部の血液も、肺動脈から動脈管を通って直接大動脈に流れ込み、肺に向かう血液は、ほとんどない。

図表1－30　胎児期の血液循環

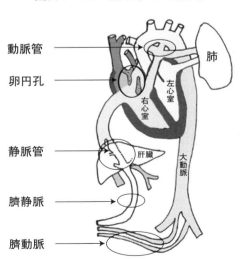

大動脈に流れ込んだ血液は末梢に向かう。大動脈から末梢に向かう血液のなかで、膀胱に向かう血液は、右と左の膀胱動脈にはいる。膀胱動脈は、そのまま臍動脈につながり、2本の臍動脈の中を血液は、胎盤に向かう。

b. 出生後の血液循環と胎生期の血液循環の遺残物

胎児期のみに機能する構造物は、出生後血液が流れなくなるために、すべてが塞がる。動脈管は、動脈管索というひも状の構造物になる。卵円孔は、心房中隔がふさがることで卵円窩というくぼみをつくる。

静脈管は、静脈管索というひも状の構造物となる。臍静脈は、血液が途絶え、臍と肝臓をつなぐひも状の構造物となり、臍静脈索あるいは肝円索といわれる。臍動脈は、臍動脈索というひも状の構造物となる（図表1-31）。

図表1-31 胎児循環の構造物と出生後の血液循環

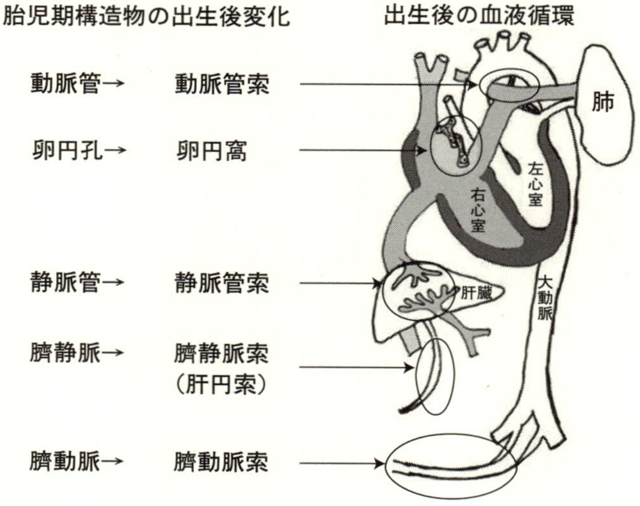

胎児期構造物の出生後変化

動脈管→ 動脈管索

卵円孔→ 卵円窩

静脈管→ 静脈管索

臍静脈→ 臍静脈索
（肝円索）

臍動脈→ 臍動脈索

8. 新生児期・乳児期

a. 新生児期・乳児期の概要
　出生28日までの児を新生児という。またその期間を新生児期という。特に、生後7日までの児を早期新生児といい、その期間を早期新生児期という。

　出生28日以降、生後1歳未満の児を乳児という。その期間を乳児期という。

　新生児期から乳児期は、胎生期を除けば一生のうちで最も急速に成長が行われる時期である。新生児期は、母親の胎内から出て、自力で呼吸、体温調節、栄養分の消化等を行い、外界に適応していく時期である。この時期には、原始反射といわれる反射行動や新生児が微笑んでいるようにみえる新生児微笑がみられる。また、栄養摂取の観点から新生児期と乳児期をながめると、新生児期と乳児期前半は、乳汁が主な栄養源だが、乳児期後半は、次第に乳汁主体の栄養から離乳食へと移行する時期である。さらに、視覚の発達やことばの発達がある。

b. 形態的・機能的な発育発達
　新生児期から乳児期は、種々の形態や機能の変化にともなう形態的・機能的な発育発達がみられる。その主なものは、a. 呼吸・循環器の適応と発達、b. 腎機能と水・電解質代謝、c. 免疫能、d. 体温調節、e. 咀嚼機能、f. 消化・吸収、g. 発育・発達と精神運動発達などがある。

a）呼吸と循環器の適応と発達

　子宮内生活から子宮外生活へと児を取り巻く環境が大きく変わる。心臓血管系は、著しい変化が起こる（前述：胎児循環から生後の循環器系の切り替え）。呼吸器系は、胎児の頃につながっていた臍帯が切断され、母親との連絡が絶たれると、胎盤で行われていた呼吸が終わると同時に肺の機能が働きはじめ、肺呼吸へと大きな変更が起こる。

b）腎機能と水・電解質代謝

　腎機能は、糸球体濾過率が低く、尿細管機能は未熟である。水分、電解質、酸塩基平衡を維持する能力も低い値を示す。新生児の腎機能は、乳幼児の約50％の尿濃縮力なので、適切な水分補給が行われないと容易に脱水となる。

　出生後、数日間はナトリウム摂取量が少なく、腎機能が未熟なためにナトリウムバランスは負に傾いている。ナトリウムバランスが正になるまでには、日数を要する。胎生期・新生児期。乳児期における体内水分分布について、体内の水分量は、胎児期が最も多く体重のなかで90％あまりを占めるが、出生後、新生児期から乳児期にかけて水分量が低下し、出生時では体重の80％、生後1年では、体重の70％まで低下する。

　体内の水分量は、細胞外液における水分の割合は、胎児期では約70％だが、出生時には約50％、生後1年では約30％に低下する。また、細胞内液の水分の割合は、胎児期では20％余りだが、出生時は、約30％、生後1年では約40％に増加する。細胞外液とは、血液や、組織内の細胞と細胞の間の間質といわれる部分に存在する水分のことをいう。

　また、細胞内液とは、細胞の細胞質内に存在する水分をいう。細胞外液には、ナトリウムイオンが大量に含まれており、カリウムイオン

は極めて微量である。細胞内液には、カリウムイオンが大量に含まれておりナトリウムイオンは少量である。ナトリウムイオンとカリウムイオンの含まれる割合が、細胞外液と細胞内液で大きく異なる。

c）免疫能

　胎児は妊娠早期から免疫能を有する。一般に子宮内は無菌的な環境なので、胎生期では、γグロブリンの産生はない。細胞性免疫能（殺菌能、抗体産生能）は低く、感染に対する防御機能は不十分である。細胞性免疫能を補うために経胎盤的にIgGが母体から胎盤を通過して移行する。

d）体温調節

　新生児の体温調節可温度域が狭く、環境温度に左右される。また、震えによる熱産生はない。熱産生は、褐色脂肪組織の分解によって行われる。熱の喪失は、輻射、対流、伝導、蒸発の4つの経路から行われる。

e）咀嚼機能の発達

　新生児期は、哺乳反射によって乳汁を摂取する。生後5ヵ月から7ヵ月の乳児は、哺乳反射が生後4ヵ月を過ぎると少しずつ消え始め、生後6ヵ月を過ぎると乳児の随意的な意思によって食物摂取のための動きが行われる。

　この時期に離乳食摂取を開始すると、口に入った食べ物を嚥下（飲み込む）反射が出る位置まで送ることを覚える。生後7ヵ月から8ヵ月の児は、口の前の部分を使って食べ物を取り込み舌と上顎でつぶしていく動きを始める。8ヵ月を過ぎると乳歯の萌出が始まる。9ヵ月

前には、上顎と下顎が合わさるようになる。生後9ヵ月から11ヵ月の児は、舌と上顎でつぶすことができない食べ物を歯茎の上でつぶすことを覚える。1歳前後で前歯が8本生えそろう。

f）消化・吸収

炭水化物：炭水化物の種類によって酵素活性が異なる。多糖類分解酵素のアミラーゼは、胎児期、新生児期を通して活性が低く、2歳から3歳で成人レベルになる。二糖類分解酵素のαーグルコシダーゼは、胎生10週には成熟児の70〜80％の活性を持つ。乳糖分解酵素のラクターゼは、胎生10週では成熟児の30％の活性を持つ。35週以降に急速に増加し、乳児の2倍から4倍の活性を持つ。唾液中に含まれるデンプン分解酵素のプチアリンは、生後3ヵ月より増加する。

脂　　質：中性脂肪の消化・吸収は、膵リパーゼ活性が胎生4ヵ月頃からあらわれるが、新生児では成人に比べて活性が低く、2〜3歳で成人レベルになる。新生児では、胆汁酸プールも少ないため中性脂肪の消化・吸収には不利な条件が重なっている。

蛋　白　質：新生児の胃酸分泌は生後24時間には確立されるが、成人に比べて分泌刺激に対する反応性が乏しいことが判っている。新生児では授乳に伴って蛋白質分解能は急激に増加し、生後2日目には出生時の約4倍になるといわれているが、胃における蛋白質分解能は成人に比べて低く、4歳頃に胃酸分泌は成人レベルに達する。

g）発育・発達と精神運動発達

新生児は、出生後の最初の危機的な時間を生き延びると、その新生児の生存率は一般に良好である。その後の乳児期にはとりわけ身体が急速に成長し、身長は約50％伸び、体重は通常3倍になる。1歳まで

には、たいていの子供では6本から8本の乳歯が生える。

「首のすわり」は、生後2ヵ月から始まり6ヵ月には完成する。「寝返り」は、生後3ヵ月から始まり8ヵ月の間にできるようになる。「お座り」は、生後5ヵ月頃から始まり、10ヵ月ごろにできるようになる。「はいはい、つかまり立ち」は、生後6ヵ月すぎから始まり、1歳頃までにできるようになる。「ひとり歩き」は、10ヵ月頃からはじまり、1歳4ヵ月頃にできるようになる。

新生児から乳児の行動は、脳が未発達のために反射による行動があらわれる。脳機能の発達に応じて、随意運動が出現し、原始反射が抑制される。新生児・乳児の原始反射には、吸啜反射、バビンスキー反射、把握反射、モロー反射、ルーティング反射、パラシュート反射、共鳴反射などの反射がある。

これらの反射は、原始反射とよばれ、出生直後から1歳から2歳までにみられる。児が意識することなく反応する生理作用であり、生まれて間もない児の生存を助ける反射行動だといわれている。神経系統の発達によって反射が消失するはずの時期になっても反射が残存している場合は、脳の発育が正常でない可能性が疑われる。

吸啜反射は、出生から生後4ヵ月から7ヵ月くらいまでみられる。乳首や指が口の中に入ってくるとそれに吸い付いて吸おうとする反射である。

歩行反射は、出生から生後1ヵ月くらいまでみられる。わきの下を支えながら両足を床につけ、軽く前かがみにさせると、歩きだすかのような足の動きをする反射である。

バビンスキー反射は、出生から24ヵ月くらいまでみられる。足の裏を踵からつま先に向かってこすると、親指が反り、他の四指が開く反射である。

把握反射は、出生から6ヵ月くらいまでみられる。赤ちゃんの手や足に何かが触れると反射的に指を曲げてつかむ反射である。
　モロー反射は、出生から3ヵ月から4ヵ月くらいまでみられる。上向きに寝た状態の児を少し起こした体勢で、頭の支えを急に外すと、両手を広げた直後に何かにしがみつこうとする反射である。
　ルーティング反射は、出生から生後5ヵ月くらいまでみられる。児の頬を指でつつくとつついた方に顔をふいと向ける反射である。
　パラシュート反射は、生後9ヵ月頃からあらわれる。児の体を支えて前に倒すように傾けると児は体を支えるかのように両腕を前に伸ばして上肢を開く。
　共鳴反射は、児の顔の前で舌を出すと児はまねるように舌を出す行動の反射である。
　神経系の発達に伴って変化する反射に新生児微笑がある。新生児微笑は、新生児が笑っているような表情をする反射である。神経系の発達に伴う内的に快適な状態の時に起こるといわれている。生後2ヵ月頃には、生理的微笑が減少し、外的刺激（見る、聞く、触れる）に対して微笑みがみられる。生後3ヵ月頃には、笑いかけられたり話しかけられたりすることに対して微笑む社会的微笑がみられる。生後5ヵ月頃には、親しい人に対しては微笑むが、そうではない人には微笑まなくなる。生後7～8ヵ月頃には、親などには微笑むが、見知らぬ人には顔をこわばらせたり、そっぽを向く人見知り行動が始まる。
　新生児の視覚の発達は、生後すぐに始まる。新生児の視力は、0.02～0.03程度といわれている。焦点は、20cmから30cmの距離に固定されている。これは、新生児に母親が抱かれた時に顔が見える距離だといわれている。0～1ヵ月頃には、視野が狭く、モノは平面的に見える。動きを追うことができない。生後2ヵ月頃には、モノの動きを追

うことができるようになる。生後3～4ヵ月頃には、モノを立体的に見ることができるようになる。生後6ヵ月頃には、モノの重なりを認識できるようになり、平面視であった視覚が、立体視にかわる。立体視ができるようになることで視覚機能が完成する。

　ことばの発達は、次のような時期をたどる。出生から1ヵ月頃までの新生児期は、「叫喚の時期」といい、不快を示すために泣く。生後1ヵ月～2ヵ月頃までは、「クーイング」といい、機嫌の良い時に「クークー」、「ゴロゴロ」など喉を鳴らすように泣く。2ヵ月～8ヵ月頃には、喃語（ジャルゴン）の発声が始まり、「パー」、「マー」、や「ババババ」などの発声がなされるようになる。意図を持った喃語の始まりは、8ヵ月～10ヵ月頃である。この頃から、「マンマ」など伝える意図をもって音を発するようになる。意図あるいは、意味を持った初めての言葉は、12ヵ月頃に出現する。

【参考図書】

Moore and Persaud　ムーア人体発生学　原著第8版　2011,（訳：瀬口春道、小林俊博、Eva Garcia del Saz）医歯薬出版株式会社、東京

T W Sadler　ラングマン人体発生学　原著第13版　2016,（訳：安田峯生、山田重人）メディカル・サイエンス・インターナショナル、東京

小泉秀明　アインシュタインの逆オメガ　脳の進化から教育を考える　2014、文藝春秋社、東京

厚生労働省　授乳・離乳の支援ガイド　2007
　http://www.mhlw.go.jp/shingi/2007/03/s0314-17.html

塩田浩平　カラー図解 人体発生学講義ノート　第2版　2018、金芳堂、京都

藤本十四秋、受島敦美　医学要点双書 発生学　第5版　2005、金芳堂、京都

渡邊令子、伊藤節子、滝本秀美（編集）　応用栄養学　改訂第5版　2015、南江堂、東京

第 2 章
人体発生学的問題と生命倫理
―生命倫理学の位置づけ―

松尾拓哉・平塚儒子

1. 生命倫理学の「法」と「倫理」の関係とは

1-1. 倫理とは

　人の集合体は社会である。集合社会が平和に過ごすにはルールが必要であり、「法」と、「倫理」がある。

　倫理とは、道徳、哲学、マナーとも呼ばれている。倫理学とは、「人間はいかに生きるべきか」、人間の生き方を扱う学問であり、「生き方」、あるいは「行為の良し悪し」の倫理が問われ、その基本的な評価は善悪となる。

　なお、倫理は共同社会の不文法であって、「ソフトロウ」と呼ばれ、不文律ないし指針であるが、強制力はない、しかしながら、倫理に反すると社会的に非難を受けることになる。倫理に対して、一定の手続き（議会等）に従って制定され、文章で表現されているのが法律（成文法）である。

　「法」とは文章律（令）であり、公権力による拘束力があって、違反すると刑罰が科せられる。「法」は「ハードロウ」と呼ばれる。集合社会では「倫理」と「法律」は社会が規定する生活のルールである。

　「倫理」を考えるにあたって、英国のJ・ミル（John Stuart Mill, 1806-1873）は、人々に幸福をもたらさない倫理的判断はなく、幸福を意識的に追求する中で幸福が得られるとする「功利主義」は「良し悪しの基準は、最大多数の最大幸福」であり、100人の命が助かる方法は10人の命が助かる方法よりも優れているとする結果重視の考え方で、当事者のみの幸福でなく、関係者全体の幸福の考えを示していることである。「義務論」はドイツの哲学者カント（Immanuel Kanto, 1724-

1804)は、人のよき志こそが最も良いことであり、「人の志、動機、義務と思える事柄を実行することが良い行いである」とする行為の動機を重視している「人格の尊重」を原理とした根本である。

1-2. 医療倫理

現在の生命倫理学の取り組みの背景として、生殖技術、移植医療、遺伝子技術にかかわるバイオテクノロジーは急速に進歩している。とりわけ臓器移植や安楽死の是非の問題では社会学、心理学、医療従事者、その他の領域からの取り組みとなっている。

生命倫理学は倫理学の枠を超えた学際的なものを目指しているが、倫理学は「人間は如何に生きるべきか」、「人間の生き方」を扱う学問である。人間の生き方を問題にするときその生き方の行為の善し悪しが基本的な評価になり、善悪とともに、正不正という基準も倫理的評価に問われる。

旧優生保護法は（1948～96年）「不良な子孫の出生防止」を掲げて1948年に施行され、知的障害や精神疾患、遺伝性疾患などを理由に本人の同意がなくても不妊手術を認め、ハンセン病患者も同意に基づき手術された。旧優生保護法下の強制的な不妊手術の実施には、医師が診断・申請を保護者の同意（12条）をうけて、さらに都道府県の審査会で手術の適否を決定され、医師が手術を実施していた。なお、1953年の国の通知において、やむえない場合に身体拘束や麻酔薬の使用によって手術も容認していた。

近年、旧優生保護法下で障害者らへの強制的な不妊手術が行われた問題に対し、国は当時の手術は合法だったとしている。しかしながら1996年、同法が母体保護法に改められて以降、国連の国際人権規約委員会などが繰り返し勧告していたが、調査や補償を、国がしてこなか

ったことに焦点が当たる可能性がある。

　生命倫理は、他人に危害を加えない限り自己の決定は尊重されるべきであり、正当な理由なくして公的機関などによって制約されないという「自己決定権」の影響を受けて発展してきた。日本の過去の医療はパータナリズム（parternalism）父権主義の患者の自己決定権を無視した権威的医療の傾向が強く、現代の医療にあっては批判の対象である。

　「自己決定」をするには自己の状態について多くの正確な知識を得る必要がある。医師は診断結果や治療の経過を十分に患者に伝えるべきである。

　「医療倫理」としては、第2次世界大戦後、ナチス・ドイツのユダヤ人虐殺（ホロコースト）などが明らかになり、その非人道的行為を糾弾・追及するために1947年にドイツ・ニュルンベルクで「ニュルンベルク継続裁判（医師裁判）」が開かれ、研究目的の医療行為（臨床試験および臨床研究）を行うにあたって厳守すべき10項目の基本原則が提示された。

　実験の目的・方法・危険性などの説明を受けて同意を与える能力を持ち、束縛や強制を受けず、自由な選択権を行使できることを明確に示している。医療倫理が重視する内容は医師の自立から患者の「自己決定」に移行したと言えるが、ここで、ヒポクラテスの医療倫理である①患者を差別しない、②人間の生命を尊ぶ、③人道に反する行為に自分の知識を用いない、等は、現在の医療に重要である。

　「臓器売買に関する事件」や、現在、報道されている「新生児臍帯血の違法な投与」について、医療ルートには2つのうち、一つ目は赤十字社が運営する公的な臍帯血バンクであり厳重な管理や体制の下で、白血病など第三者に提供される。二つ目に民間が運営する臍帯血バン

クがあり、臍帯血バンクから流出した、違法な無届のままの臍帯血は、「癌や、アンチエイジング等の美容に効果がある」とうたい患者に投与をしている事件があった。問題は①拒絶反応を起こすこと、②感染のリスクがある状態である。そこで、厚生労働省は、臍帯血について、第三者に提供されないように、依頼者の意向を確認した上で、必要のない者は廃棄するように求めている。第三者に提供されないとする、如何なるルートに問題が生じているか重要である。

　なお、現在は奴隷社会の時代ではない、人を人として扱うこと、人権を尊重することは当然の行為であるとされているが、昨今、社会を騒がせている問題は、仲間外れにする子ども、校内暴力、家庭内の幼児虐待、社会的、職場、高齢者や障害者やホームレス者の「いじめ」や、性的マイノリティ、高齢者や障害者への「差別」である。

1－3. 生命倫理学 Bioethics（バイオエシックス）

　「生命倫理学 Bioethics（バイオエシックス）」は、「生命」に関わる倫理学である。1948年12月10日、国際連合の第3回総会において、満場一致で「世界人権宣言」が採択され、1950年第5回国連総会で毎年12月10日を「人権デー」と定められた。

　世界人権宣言は第2次世界大戦がもたらした悲劇、苦悩、破壊への深い反省から生み出されたもので、「二度と戦争を起こしてはならない」「差別を撤廃し、人権を確立することが恒久平和に通じる」という誓いを込められており、前文では世界のすべての人々の人権を守ることが、「すべての人民とすべての国とが達成すべき共通の基準」として宣言されている。

　日本の倫理的問題として、1995年東海大学安楽死事件があり多発性骨髄腫で入院していた男性に家族の要請で主治医が塩化カリウムを注

射して死に至らしめた事件で、医師は執行猶予付きの有罪となり、その判決では積極的安楽死4要件が提示された。

1997年10月に「臓器の移植に関する法律」が施行され、その焦点は「脳死を人の死とするかどうか」ということであった。

1997年の臓器移植に関する法律では、脳死体からの移植も認められ、脳死体もこの死体の中に含めるという表現がとられた。脳死判定は厚生省令によるもので、「臓器の移植に関する法律施行細則」(1997年10月)は「竹内基準」に準拠している。「臓器」とは、「人の心臓、肺、肝臓、腎臓その他厚生省令で定める内臓及び眼球」である。

臓器移植や移植医療については、わが国において関心を呼んだのは脳死体からの臓器移植は、移植医療の重要な部分をなしている。その脳死は脳幹部から上の脳実質が破壊された状態で人工呼吸管理下におかれ、気管チューブを抜くと自発呼吸ができずに死に至る。臓器移植が比較的安全で有効な治療法として受け入れられたのは、2005年度の腎移植の場合、移植待機者は、約12,000人に対して腎移植実施者は900人であった。現在も臓器提供者（ドナー）の不足は常態となっている。この状態は欧米でも同様となっていて、一部では臓器売買が社会的倫理問題となっている。なお、骨の癌の有効な治療の一つに骨髄幹細胞移植においても、ドナー不足をきたしている。そこで、骨髄移植や心臓、腎臓移植などの「移植医療は」は脳死患者からの（ドナー）不足をきたし問題は深刻である。一方、臓器を受け取る側の（レシピエント側）の問題も、一生、免疫抑制剤の投与をすることは免疫の抑制は病気の抵抗力を弱めることになる。

欧米の「生命倫理学」は人間の尊厳に対し、受精卵や胚、胎児について議論されている。生命の尊重は重いものであり、「いつ人間の生命が始まるか」という合意を得ることは難しく法的に言って、胎児は

十分な意味では認められていなかった。現在の日本において、母体保護法の条件を満たせば、胎児を人工的に取り出すことができ、国家レベルからから個人レベルに適用されてきている。胎児がダウン症であることを理由にした中絶が個人レベルで判断されて、「中絶」することは母親の問題だけにされている。出生前診断の結果胎児に異常があった場合、医師は親に説明するが、親にとっては十分な理解ができないまま、精神的な動揺が強くなり、日本では検査結果で、陽性者の93％は中絶されている。この理由として、障害者が、十分に社会参加できる世の中は進んでいないため、障害者は健常者とは別の人間だと想われ、付き合いは特別視されている。

こうした障害者への差別解消のためには、さまざまな個性をもつ人々が平等に参加機会を得られる社会の創設が急がれる一方で、子どもの人権は出生前遺伝子診断・妊娠中絶の是非が論争になってきている。なお、体外受精による妊娠成功率は25％で、第三者からの精子・卵子・胚の提供を厚生労働省生殖補助医療部会が具申しているが国からの許可が出ていない。

1－4．再生医療

近年、臓器移植のドナーの問題克服のために、移植する細胞や組織をつくり出す試みが「再生医療」である。人を誕生させるための生殖技術の進展、人工妊娠中絶、遺伝子技術の展開からすべての細胞になれるiPS細胞（人工多能性幹細胞）は、体中のあらゆる細胞に変化でき、増殖できることで機能を損なった組織にiPS細胞から細胞を移植する再生医療が進んでいる。

この許容基準を明らかにする目的で、「何が正しい」か、「何故それが正しいか」を考える他者危害原則といえる。ヒトES細胞（Embryonic Stem cell：胚性幹細胞）は再生医療の切り札とされているが、ヒトES細胞は排卵誘発で得た卵子を試験管で体外受精を行い、体外受精を行った夫婦から提供を受けた余剰胚を試験管の中で初期胚（胚盤胞）まで育てたうえで、バラバラにほぐして取り出すものである。

　第1の問題は、子宮に戻せば"赤ちゃん"になる胚を壊すことになり、余剰胚の多くは廃棄される運命にあるとはいえ、ヒトになる「倫理問題」の批判は根強い問題である。

　第2の問題は、ヒトの免疫系は異物を排除するようにできており、その他人の余剰胚であるES細胞を異物とみなし、拒絶反応がある。受精卵は1週間かけて、卵管を移動し、子宮内膜へとたどりつく。胚盤胞は着床し胚は中空の構造をもった胚盤胞となり、その一部から胎盤および将来の胚子を包む膜が形成される。2週目には胚盤胞は着床し子宮内膜の壁中に入り込む。

　2006年8月には胚を使わないiPS細胞（induced Pluripotent Stem cell：人工多能性幹細胞）多能性幹細胞を誕生させた。しかし、大きな期待を集めるiPS細胞も課題として「癌化」をどう避けるかという問題も残されている。

2．先天異常

2－1．定　義

　先天異常 birth defect, congenital anomalies、先天奇形 congenital malformation とは、出生時に存在する形態的あるいは機能的な異常を表す用語である。その定義は、『先天異常とは、正常では染色体組

成の遺伝情報の発現によって行われる時間的、空間的に均衡のとれた発育が何らかの原因によって障害され、出生前すでに正常からの歪みが方向づけられて不可逆性であるもの』、あるいは『先天異常とは、ある影響によって一般の好ましい状態（平均・標準・変異）の出現が出生前（妊娠中）からすでに方向づけられている不可逆性のもの』とされている。[1),2)]

先天異常には、胚子および胎児死亡 intrauterin (prenatal) death、発育遅延 growth retardation、罹病性 liability to disease、腫瘍の発生 oncogenesis、生殖障害 reproductive failure、先天奇形 congenital malformation、機能および知能障害 functional and mental disturbances、寿命の短縮 short life span、代謝異常 inborn errors of metabolism などが含まれる。[1),2)]

近年、奇形という語句は、差別的にとらえられることもあり、なるべく用いないことが望ましいとされている。また、先天異常と発生異常は、同義語的に使用されている。

2－2．疾病分類による位置づけ

WHOは、世界中の疾病を体系的に分類した「疾病及び関連保健問題の国際統計分類：International Statistical Classification of Diseases and Related Health Problems（以下「ICD」と略す）」を作成し、公表している。[3) 脚註※1]この分類は、異なる国や地域から、異なる時点で集計された死亡や疾病のデータの体系的な記録、分析、解釈および比較を行うため、世界保健機関憲章に基づき、世界保健機関（WHO）が作成したものである。先天異常として現れる異常の型は、WHO疾病分類第10版ICD－10（2013年版）の17章「先天異常、変形及び染色体異常（Q00-Q99）」に記載されている。

2-3. 先天異常が形成される時期

　体の大部分の器官と器官系は、妊娠第3週〜8週の間に形成される。この期間は、胚子形成期（embryogenesis）あるいは器官形成期（organogenesis）とよばれ、胚子の発生に重要な時期である。とりわけ器官形成期のなかでも感受性の高い発生第3週〜4週の期間については、母親は、妊娠を自覚していない可能性がある。

　この発生第3週〜4週の期間は、胚子の細胞が活発に増殖・分化し、短い期間に3胚葉（外胚葉、中胚葉、内胚葉）から器官の原基が形づくられる「器官形成」が進む。器官形成期の細胞-組織間相互作用は、遺伝あるいは環境からの影響を受けやすく、ほとんどの肉眼的な先天異常は、この器官形成期に形成される。妊娠の可能性のある女性は、環境からの影響について常に注意を払うことが望まれる（図表2-1、2-2）。[4）参考図書1-3）]

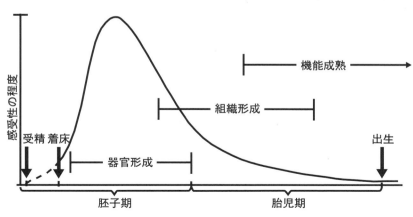

図表2-1　ヒト胎生期間と催奇形性の感受性の関係（Wilson. 1973）[4)]

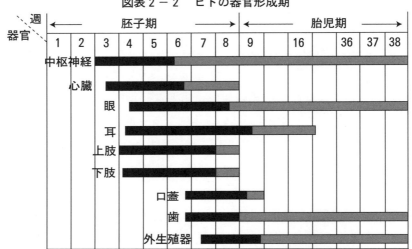

2－4．先天異常の原因

　先天異常を発生させる要因は、遺伝要因、環境要因、多因子要因（発生原因不明を含む）に大別される。それぞれの要因が先天異常の発生に関係する割合は、おおよそ遺伝要因30～40％、環境要因7～10％、多因子要因（発生原因不明を含む）50～75％である。遺伝要因は、胚子・胎児自身がもつ染色体と遺伝子（DNA）の変化のことをいう。環境要因は、胎盤・胎膜を介して外部から胚子・胎児にもたらされる因子のことをいう。多因子要因（発生原因不明を含む）は、胚子・胎児の遺伝的な背景と外部からもたらされた環境因子の相互的な作用によって起こる影響をいう。

①遺伝要因

　遺伝要因による先天異常は、単一遺伝子の異常、染色体数の異常と

染色体の構造異常（突然変異）がある。さらに、染色体の構造異常（突然変異）は、染色体突然変異と遺伝子突然変異に分類される。

ア．単一遺伝子の異常

　先天異常の原因となる単一遺伝子の異常である。遺伝様式から常染色体上の遺伝子によるものは、常染色体顕性遺伝病、常染色体潜性遺伝病がある。また、異常遺伝子が性染色体のX染色体あるいはY染色体にある場合は、発病者の頻度に性差が生じるため、伴性遺伝といわれ、X連鎖顕性遺伝病、X連鎖潜性遺伝病、Y連鎖遺伝病に分けられる。

　常染色体顕性遺伝病には、軟骨無形成症がある。この病気の発生頻度は、約2万出生で1人とされている。

　常染色体潜性遺伝病は、フェニルケトン尿症がよく知られている。この病気の発生頻度は、約8万出生で1人とされている。

　X連鎖顕性遺伝病は、X染色体上の顕性遺伝子によるもので、集団における発病の頻度は、男1：女2の比となる。男女ともに異常のX染色体が存在すれば、すべて発病するが、男ではヘミ接合の条件で発病、女ではヘテロ接合の条件で発病することとなり、それぞれの遺伝様式が異なる。エナメル質形成不全の一部にこの遺伝様式を示す報告がある。[5]

　X連鎖潜性遺伝病は、異常をもつ遺伝子はX染色体上にあり、女性は、X染色体を2個もつため、異常をもつX染色体が1個のみの場合は、保因者となり、発病しない。両親ともに保因者（同じ異常遺伝子をもつX染色体の場合のみ）の場合は、異常をもつX染色体が2個揃うこととなり発病する（ホモ接合）。一方、男性では、性染色体はXYをもつため、異常をもつX染色体を1個のみもつことになるが、X染色体がもつ異常に関わる遺伝病を必ず発病する（ヘミ接合）。X連鎖潜性遺伝病は、男性に多くみられたことから、伴性遺伝病ともいわ

れ、血友病がよく知られている。

　Y連鎖遺伝病は、異常をもつ遺伝子はY染色体上にあり、男性のみが発病する。Y連鎖遺伝病の父から息子に伝わるが、娘に伝わることはない。しかし、症例の報告は、ほとんどない。

イ．染色体数と染色体の構造異常（突然変異）
A．染色体数の異常

　21番目の染色体が3本となるトリソミー21（ダウン症候群）（図表2－3）、トリソミー18、トリソミー13、XO（ターナー症候群）、XXY（クラインフェルター症候群）、XXX、XYY、不分離現象、転座、保因者などがある。これらは、染色体の不分離現象や転座によることが多いとされる。

　女性の年齢と子どもの染色体異常の関係は、よく知られている。厚生労働省は、「不妊に悩む方への特定治療支援事業等のあり方に関する

図表2－3　トリソミー21（ダウン症）

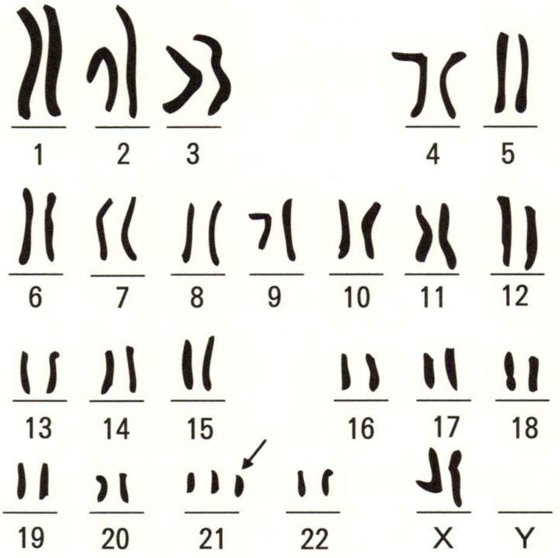

図表2－4　女性の年齢と子どもの染色体異常のリスク[6]

母の年齢	ダウン症の子が生まれる頻度 出生千対（‰）		何らかの染色体異常を持つ子が生まれる頻度 出生千対（‰）	
20	1/1667	0.4	1/526	1.9
25	1/1250	0.8	1/476	2.1
30	1/952	1.1	1/384	2.6
31	1/909	1.1	1/384	2.5
32	1/769	1.3	1/323	3.1
33	1/625	1.6	1/286	3.5
34	1/500	2.0	1/238	4.2
35	1/385	2.6	1/192	5.2
36	1/294	3.4	1/156	6.4
37	1/227	4.4	1/127	7.9
38	1/175	5.7	1/102	9.8
39	1/137	7.3	1/83	12.0
40	1/106	9.4	1/66	15.2
41	1/82	12.2	1/53	18.9
42	1/64	15.6	1/42	23.8
43	1/50	20.0	1/33	30.3
44	1/38	26.3	1/26	38.5
45	1/30	33.3	1/21	47.8
46	1/23	43.5	1/16	62.5
47	1/18	55.6	1/13	76.9
48	1/14	71.4	1/10	100.0
49	1/11	90.9	1/8	125.0

厚生労働省　不妊に悩む方への特定治療支援事業等のあり方に関する検討会
　　ワーキンググループ報告書 参考資料から表10を改変[6]

検討会報告書　関係資料[6]」において、ダウン症の子が生まれる頻度は、母の年齢が20歳ならば0.4‰、35歳では2.6‰、40歳では9.4‰、45歳では33.3‰と発症リスクが高くなることを表した（図表2－4）。

また、何らかの染色体異常をもつ子が生まれる頻度についても母の年齢が20歳ならば1.9‰、35歳では5.2‰、40歳では15.2‰、45歳では47.8‰と発症リスクが高くなることが明らかになっている（図表2－4）。

B. 染色体の構造異常（突然変異）

　地球上の生物は、体細胞の分裂（体細胞分裂）により自身を構成する染色体を含む細胞を正確に複製することでDNA上に蓄えられた遺伝情報を保持し、成長する。また、生殖細胞では、生殖細胞内に含まれる染色体は、減数分裂によって、それぞれ半減し、DNAの情報量も半減するが、両親からの生殖細胞が結合（受精）することによって染色体数が元に戻ることで、それぞれのDNA上に蓄えられた遺伝情報が確実に次世代に受け継がれる。しかし、細胞分裂の過程で、分裂中の細胞に環境からの刺激（太陽からの紫外線、自然環境の変化や有害物質など）が加わることで、細胞自身の分裂、増殖、DNA複製の際に誤りがでることがある。

　このような遺伝情報の誤りがつくり出される変化を突然変異（mutation）という。突然変異には、染色体に生じる染色体突然変異（chromosome mutation）と、遺伝子（DNA）に生じる遺伝子突然変異（gene mutation）がある。

a. 染色体突然変異

　色体突然変異は、染色体の構造異常によって起こる。染色体の数の変異と構造の変異がある。欠失、重複、転座、逆位、切断に分類される（図表2－5）。

図表2-5　染色体突然変異

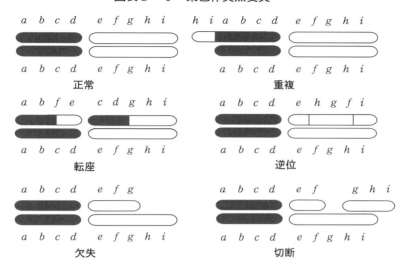

- 欠失：染色体の一部が欠落した状態の先天異常である。5番目の短腕の一部が欠失して生じる先天異常に5p-ネコ鳴き症候群がある。この先天異常は、泣き声がネコの声に似ており、知能障害を伴う。
- 重複：染色体の一部が重複している状態をいう。
- 転座：染色体の一部が、その染色体の別の部位あるいは別の染色体に付着した状態をいう。
- 逆位：染色体の一部が切り出され逆向きにつながっている状態をいう。
- 欠失：染色体の一部が失われている状態をいう。
- 切断：染色体の一部が切れている状態をいう。

b．遺伝子突然変異

　遺伝子突然変異は、DNAを構成する塩基の変化によって起こる。蛋白質の合成は、DNAを構成する塩基鎖のなかで、片方の塩基鎖を

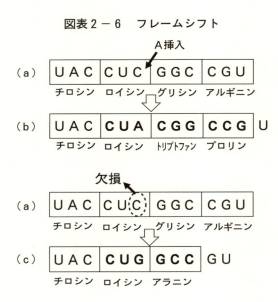

図表2-6　フレームシフト

　つくる塩基に対応してつくられたmRNAがリボソームに入り、3個ずつの塩基の組み合わせ（コドン）を構成する塩基に対応し、アミノ酸が鎖状に連なることで蛋白質をつくる。この現象を翻訳という。
　DNAの二重ラセンの片方の鎖を構成する1つの塩基が、他の塩基に置き換わる塩基置換が起き、コドンの枠組みが変わる塩基枠変化（フレームシフト）が生じる。置換された塩基を含むDNA二重ラセン鎖の部分が離れるとその部分に遊離の塩基が連なりmRNAをつくる。その際、置換された塩基の部分に対応する塩基がmRNAに組み込まれ、翻訳によって作成された蛋白質の性質に大きな変化をもたらす（図表2-6）。

②環境要因
　環境要因による先天異常は、胚子あるいは胎児の時期と環境要因が関係している。実験動物を用いた発生毒性試験では、実験の条件によ

り、極端に高い用量が実験動物に投与される場合が多いため、実験動物に先天異常の発生が確認され、催奇形性が「ある」とされている要因は、2,000を超える。^{参考図書4, 5)}しかし、動物実験で催奇形性が確認された場合であっても、すべての要因が胚子と胎児の発生に大きな影響をおよぼすわけではない。特に、ヒトに対して催奇形性を示す要因は限られている。ヒトで催奇形性作用または胎児毒性が確認された要因を図表2−7に示した。^{参考図書1−3)}それぞれの要因には、物理学的要因、化学的要因、生物学的（感染）要因、母体要因がある。

図表2−7　ヒトにおいて催奇形作用が確認された発生毒性要因

催奇形因子	最もよくみられる先天異常
物理的因子	
X線、電離性放射線の大量照射	小頭症、精神発達遅滞、骨格異常、脊椎裂、口蓋裂、体肢の異常、発育遅延、白内障
高熱	無脳症、脊椎裂、知的障害
羊膜索・臍帯による絞扼	四肢の切断や浮腫
化学的因子	
アミノプテリン	子宮内発育遅延 intrauterine gowth retardation (IUGR)、無脳症、水頭症、唇裂と口蓋裂、骨格異常、中枢神経系の奇形、特に部分無脳症（脳の大部分が欠如）
アルコール（エタノール）	胎児性アルコール症候群 fetal alcohol syndrome (FAS)、IUGR、精神発達遅滞、小頭症、眼球異常、関節異常、短眼瞼裂、上顎骨発育不全、心臓異常、知的障害
アンギオテンシン変換酵素（ACE）阻害薬	発育遅延、胎児死亡
アンフェタミン	唇裂と口蓋裂、心臓異常
イソトレチノイン（ビタミンA）	イソトレチノイン胚子障害：小さい異常な形をした耳、下顎骨発育不全、口蓋裂、心臓異常
オピオイド（コデイン、ヒドロコドン、オキシコドン）	神経管障害、心臓異常、腹壁破裂

クマリン誘導体（ワルファリン）	鼻低形成、点状骨端症、指節骨低形成、眼の異常、精神発達遅滞
コカイン	IUGR、小頭症、脳梗塞、泌尿生殖器の異常、神経行動障害
サリドマイド	体肢の部分欠損症（体肢の部分欠如）および無肢症（体肢の完全欠如）のような体肢の発生異常、顔面異常、心臓奇形および腎臓奇形のような全身性異常
ジエチルスチルベストロール（DES）	子宮・卵管・腟上部の異常、腟癌、精巣異常
ジエチルベストロール	子宮および腟の異常、子宮頸部のびらんおよび隆起
ストレプトマイシン	先天性聴力障害
炭酸リチウム	通常心臓および大血管を含む種々の異常
テトラサイクリン	変色した歯、エナメル質低形成
トピラマート	単独唇裂、唇口蓋裂
トリメタジオン（抗てんかん薬）	発育遅延、心臓異常、尿生殖器と骨格の異常、V字型をした眉毛、低位耳介、唇裂あるいは口蓋裂または両者併発
バルプロ酸（抗てんかん薬）	頭蓋顔面異常、神経管奇形 neural tube defect (NTD)、しばしば水頭症、心臓および骨格の奇形
ビタミンA誘導体：イソトレチノイン（13－シス－レチノイン酸）	頭蓋顔面異常、嚢胞性二分脊椎のような神経管奇形、心臓血管異常、口蓋裂、胸腺形成不全、小さい異常な形をした耳、下顎骨発育不全、口蓋裂、心臓異常
フェニトイン：ジランチン（抗てんかん薬）	胎児性ヒダントイン症候群 fetal hydantoin syndrome (FHS)、IUGR、小頭症、精神発達遅滞、突出した前頭縫合、内眼角上ヒダ、眼瞼下垂、広くて低い鼻梁、指節骨低形成
ポリ塩化ビフェニル（PCB）	IUGR、皮膚変色
ミコフェノール酸モフェチル	唇口蓋裂、心臓異常、小耳症、小顎症
メトトレキサート	多発奇形、特に顔面、頭蓋、体肢、および脊柱を含む骨格系の奇形
有機水銀（メチル水銀）	大脳萎縮、痙直、てんかん発作、精神発達遅滞、脳性麻痺類似の神経症状
リチウム	心臓異常
鉛	発育遅延、神経学的障害

工業用溶剤	自然流産、早産、出産時低体重、心臓・頭蓋顔面・神経管障害
抗甲状腺剤（ヨード剤、プロピルウラシルなど）	頭皮欠損、臍帯ヘルニア
選択的セロトニン再取り込み阻害薬（SSRI）	心臓異常、神経管障害、鎖肛、顔面裂、その他多くの障害
男性ホルモンおよび高用量のプロゲステロン	女性胎児の種々の程度の男性化、陰唇癒合および陰核肥大の結果外生殖器の性別が不鮮明
非ステロイド系抗炎症剤（NSAIDs）	自然流産のリスクを増加、不可逆性致死性心不全、動脈管の未熟性閉鎖
生物学的（感染）要因	
ジカウイルス	小頭症
水痘ウイルス	皮膚の瘢痕（皮膚分節分布）、神経性異常（体肢の不完全麻痺、水頭症、てんかん発作など）、白内障、小眼球症、ホルネル症候群、視神経萎縮、眼振、脈絡膜網膜炎、小頭症、精神発達遅滞、骨格異常（体肢、手指および足指の低形成など）、泌尿生殖器系の異常
単純ヘルペスウイルス	皮膚の水疱形成と瘢痕形成、脈絡膜網膜炎、肝臓腫大、血小板減少症、点状出血、溶血性貧血、無水脳症、小眼球症、小頭症、網膜異形成
トキソプラズマ・ゴンディ	小頭症、精神発達遅滞、小眼球症、水頭症、脈絡膜網膜炎、大脳の石灰化、難聴、神経障害
トレポネーマ・パリダム	水頭症、先天性聾、精神発達遅滞、異常な歯および骨
ヒトパルボウイルス B19	眼の奇形、胎児組織の退行性変化
風疹ウイルス	IUGR、心臓および大血管の奇形、小頭症、感音性聾、白内障、小眼球症、緑内障、精神発達遅滞、歯欠損
ベネズエラ・ウマ脳脊髄膜炎ウイルス	小頭症、小眼球症、脳無発生、中枢神経系の壊死、水頭症
サイトメガロウイルス	小頭症、視覚障害、脈絡膜網膜炎、感覚神経聴覚障害、精神運動発達遅滞あるいは精神発達遅滞、水頭症、脳性麻痺、脳の(脳室周囲の)石灰化、胎児死亡
梅毒	知的障害、難聴

母体要因

フェニルケトン尿症	先天性心疾患、小頭症、発育遅延、発達遅滞
甲状腺機能低下（クレチン病）	IUGR
糖尿病	胎児死亡、巨大児、心臓と神経管の異常
母体の肥満	神経管障害、心臓異常、臍帯ヘルニア

ア．物理的要因

　放射線、酸素欠乏、高温、さらに羊膜索症候群、臍帯絞縮、子宮胎児不均衡などの機械的要因が挙げられる。物理的因子による先天異常の発生は、約1～2％である。

A．放射線

　放射線（X線、α線、β線、γ線などの電離放射線）が胚子・胎児の発育に有害な作用をおよぼし、催奇形性をもつことは、古くから知られている[7]。
参考図書1-3)

　放射線の遺伝におよぼす影響は、実験動物を用いて染色体異常や遺伝子突然変異の研究が行なわれている。妊娠中に治療用放射線の骨盤照射を受けたとの記載がある報告を200例以上集めて放射線の胚子・胎児への影響を調査したDekaban（1968）[7]は、全身発育遅延、小頭症、精神遅滞、小眼症、網膜色素変性、生殖器および骨格系奇形、白内障の出現を確認した。しかし、200例あまりの報告のなかで、照射時間と先天異常児の型の関係を調査することができた報告はわずかに26例のみで、それらの大部分は200R～300R（現在の単位に換算すると、2Sv～3Sv）の照射を受けていた。

　出現した先天異常は、照射を受けた時期によって大きく異なっている。胎生2～4週の照射では、死亡あるいは、生き残れば先天異常の出現はない。4～11週では、全身発育遅延、小頭症、精神遅滞、小眼

症、網膜色素変性、生殖器および骨格系奇形の多くが合併して出現する。11〜16週では、全身発育遅延、小頭症、精神遅滞は、しばしば出現するが他は軽度である。16〜20週では、全身発育遅延、小頭症、精神遅滞も軽度である。20週以後では明らかな先天異常の出現はないが、脱毛、造血器不全や治癒した皮膚障害が示された。

B. 酸素欠乏

着床期前後から器官形成期におよぶ酸素欠乏は、胚子に致死的な影響をおよぼし、流死産が増加する。発育期、胎児期後期、分娩期の酸素欠乏は、その児に運動機能障害や精神発達障害などの機能的な先天異常をもたらすことが判っている。

C. 高　温

妊婦の発熱あるいは高温サウナ入浴による高熱環境は、胚子・胎児の発生・発達に影響をおよぼし、精神遅滞、筋緊張低下など、中枢神経障害の報告がある[8]。

D. 機械的要因

羊膜の破裂、羊膜の損傷、羊膜の胎児への癒着などにより、四肢などの絞扼や切断をきたす場合がある（羊膜索症候群、絞扼輪症候群）。また、臍帯が胎児に絡みつき四肢などの切断をきたす場合がある（臍帯絞縮）。子宮内の胎児が、子宮などの異常による圧迫や強制胎位によって生じた変形が、先天異常の原因となる場合もある（子宮胎児不均衡）。

イ. 化学的要因

　抗腫瘍剤、ホルモン類または抗ホルモン薬（男性化ホルモン剤－合成プロゲスチン、合成女性ホルモン）、その他いくつかの化学治療薬・医薬品；サリドマイド（thalidomide）、ワルファリン、ヨウ化物、抗痙攣薬－ヒダントイン、トリメサジオン、バルプロ酸、ビタミンA（イソトレチノイン）などで、動物実験による催奇形性（先天異常の発生）の報告がある。また、毒物では、水銀、PCB、アルコール、タバコ（喫煙とニコチン）、などが動物実験による催奇形性の報告がある。これらすべての化学物質は、胎盤を通過して母体から胎児に伝わる。化学的因子による先天異常の発生は、約1％以下である。　参考図書1-3)

A. サリドマイド

　医薬品のサリドマイド（thalidomide；α-phthalimidoglutarimide）は、睡眠薬やつわり止めとして広く使用されていた薬物である。サリドマイドを最終月経から数えて妊娠34日～50日に妊婦が服用した場合、その25％の妊婦に長骨の欠損または重大な変形、腸管閉塞、心臓異常を主徴とする形態異常をもつ児の出生が見られた。これらの症例を総称してサリドマイド症候群と称した（図表2-8）。

　受精後第4～5週は、体肢異常が誘発される最も感受性の高い時期である。体肢は、完全な無肢から母指の形成不全までの種々の程度のものが見られた。体肢の異常発生は、影響を受ける時期のなかで比較的早期にサリドマイドの曝露を受けた場合は、主に上肢の発生が、後期に曝露を受けた場合は、主に下肢の発生が影響を受けることが明らかとなった。曝露時期に応じて種々の程度の体肢の異常が出現することが示され、体肢の発生と曝露時期の間に時期特異性を示すことが明らかとなった。[9)]

図表2−8 アザラシ肢症

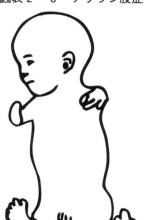

妊娠中にサリドマイドを服用した母親から生まれた児

　サリドマイドは、AIDSやがん患者の治療に現在でも用いられているため、誤って妊婦に使用されないよう使用については、規制がなされている。[10]

B．アルコール（alcohol）

　妊娠中の過度のアルコール摂取は、胎児の形態発達と機能発達に影響を与えることが明らかとなった。[11]流産や死産および先天異常が生じ、胎児の頭蓋、脳、顔面、四肢、心臓、外生殖器などが影響を受ける。また、身体発育遅延および精神遅滞を伴う。

　主な先天異常は、子宮内胎児発育遅延ならびに成長障害、精神遅滞や多動症などの中枢神経障害、特異顔貌、小頭症などの頭蓋顔面奇形、先天性心疾患、その他、関節異常などの種々の奇形などである。これらの症状を総称して胎児アルコール症候群 fetal alcohol syndrome

と命名された。

　病因としてはエタノールおよびその代謝産物であるアルデヒドが関与し、これらは胎盤を通過し、胎児細胞の増殖や発達を障害すると考えられている。アルコール被曝の妊娠時期と胎児異常に関しては、妊娠初期の器官形成期では特異顔貌や種々の奇形が生じ、妊娠中後期では胎児発育遅延や中枢神経障害が生じる。したがって妊娠全期間を通じて影響がある。また、中程度の飲酒においても、危険性があるとの警告がなされている。

　飲酒量との関係では、「これ以下の飲酒量であれば胎児に影響がない」という安全量は確立されていない。一般には「胎児性アルコール症候群」は大量のアルコールを常習している母親から生まれている。

　アルコール15mlを基準とした各種アルコール飲料における換算表が厚生労働省から公表されている[12]。1日アルコール量として15ml以下では胎児に影響がなかったとの報告があるが、胎児が罹患していた母親の多くは60〜90mlを連日ではなく時々飲んでいた。この場合は1日量に換算すると少なくなる。すなわち胎児への影響は1日飲酒量だけでは判断できず、飲酒パターンが関与すると考えられている。

　中枢神経障害が主体である児の80％の母親は70〜80ml（または75ml）以上を週に数回程度飲んでいた。中枢神経障害に関しては、飲酒回数との関連が示唆されている。早期に禁酒した場合は、それなりの効果が期待できる。妊娠初期に大量飲酒したが、その後禁酒することにより中枢神経障害を起こさなかった例が報告されている。

　したがって、妊娠中に飲酒が判明した場合はすぐに禁酒を慣行させる。妊娠と知らずにワインを少量飲んだ程度であれば実際には問題なく、不用意に妊婦を不安にさせる必要はないが、妊娠中の飲酒に関しては「安全量が確立されていない」、すなわち「少ない量でも胎児に

影響をおよぼす可能性がある」ので、厳しい態度で禁酒を勧める。

C．タバコ（喫煙とニコチン）

　タバコの煙には一酸化炭素やニコチンのほか様々な化学物質や有害物質、およびそれらの中間産物など多種類の化学物質などが「燃えかす」として液状に集まったタールに含まれる。特にニコチンは、子宮の血管を収縮させ、子宮血液の減少を起こさせるため、胚子・胎児への酸素および栄養の供給が減少する[13]。

　妊娠中の母親の喫煙は、早期破水・前置胎盤・胎盤異常の原因となる。さらに子宮内胎児発育遅延による低出生体重の可能性が増加する。子宮内胎児発育遅延の程度は、喫煙本数に関係し、一般に妊婦が喫煙していると児の出生時体重は約150g〜200g軽くなる[2]。流産の増加や周生期死亡の上昇を指摘する報告も多い[2,13]。このほかにも妊娠中の喫煙は、子宮外妊娠や口蓋裂と関係する可能性があると指摘されている[13]。

　わが国において、若い女性を中心に喫煙が広がり、若い母親の喫煙率は４割にもなるという実態があり、妊娠中の喫煙は、保健上の大きな問題のままとなっている[13]。さらに本人が喫煙していなくても身の回りのタバコの煙を吸わされてしまう受動喫煙においても胚子・胎児は、妊娠中の母親が喫煙している状態と同様な影響を受け、低体重児や早産のリスクが上昇する[13]。

　妊婦の喫煙は、妊娠そのものへの影響以外にも胎児への影響から乳児期、小児期から思春期、また子孫を再生産するプロセスへの影響など、ヒトの発達段階において、さまざまな健康影響をおよぼす。

　したがって、妊娠中の喫煙に関しても飲酒と同様に厳しい態度で禁煙を勧める。

D. ダイオキシン

　実験動物にダイオキシンを大量曝露させると、甲状腺機能の低下、生殖器官の重量や精子形成の減少、免疫機能の低下などを引き起こすとの報告がある[14]。さらに、実験動物（マウス）の妊娠中に多量のダイオキシン類を与える実験では、出生児に口蓋裂や水腎症などの先天異常を起こすことが生じるとの報告がある[14]。

　人に対して、現在のわが国の通常の環境汚染レベルでは、甲状腺機能や生殖器官および免疫機能への影響はなく、出生児に先天異常などの異常が生じることはないと考えられているが、人の健康影響に対する研究は、引き続き実施されている[14]。

ウ. 生物学的（感染）要因

　風疹、単純ヘルペス、サイトメガロウイルス、ジカウイスル、帯状疱疹、梅毒、トキソプラズマなどの感染が原因となる。さらに、予防注射に用いられるワクチン類も、先天異常の原因となる生物学的因子として認識する必要がある。生物学的因子による先天異常の発生は、約3％である[参考図書1-3]。

A. 感　染

a. 風疹：妊娠中に母体が風疹に罹患すると、胎児は、白内障、聴力障害、先天性心疾患（動脈管開存、肺動脈形成不全、心房心室中隔欠損など）の主徴候のほか、小頭症、行動異常などの異常が出現することが明らかとなった。風疹による先天異常は、先天性風疹症候群 congenital rubella embryopathy とよばれる。

b. サイトメガロウイルス：サイトメガロウイルスによる小頭症、精神発達遅滞、眼異常、難聴、血小板減少などがみられる。

図表 2 − 9　小頭症

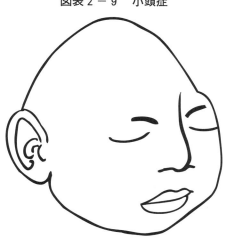

c．ジカウイルス：ネッタイシマカとヒトスジシマカが媒介するジカウイルスによるジカ熱に妊婦が感染すると、小頭症をもつ児を出生する（図表 2 − 9）。
d．帯状疱疹：第 1 三半期に感染すると、発育遅延、小眼症、白内障、脈絡網膜炎、Horner 症候群などの眼異常および、四肢発育不全などをもつ児が生まれる。
e．梅毒：先天性梅毒は、梅毒に感染した母体から梅毒トレポネーマが胎盤を通過し、胎児が感染する。知的障害や難聴をきたす報告がある。
f．トキソプラズマ症：トキソプラズマ原虫（*Toxoplasmosis gondii*）の媒体は、ペットの糞や他の動物の糞で汚染された土である。胎児性トキソプラズマ症の特徴は、大脳の石灰化である。その他に小頭症（図表 2 − 9）、大頭症、脳脊髄液の増加による水頭症がみられることがある。

B. 予防接種

予防接種によるワクチン類が先天異常発症の原因となることがある。種痘は、胎児疱瘡、流死産、内反足を生じる。風疹ワクチンは、胎児に風疹ウイルスが移行し、白内障を生じる。ポリオワクチンは、流死産の増加や腫瘍発生を示唆する報告がある。流行性耳下腺炎ワクチンにおいても、先天異常が発生したとの報告がある。

エ. 母体要因

母親の栄養障害、内分泌疾患、代謝異常などが、胚子や胎児の発生と発達に影響をおよぼす。母体要因による先天異常の発生は、約4％(参考図書1-3)である。

A. 栄養障害

ヨード欠乏によるクレチン病や鉄分欠乏による耳や指の異常が報告されている。また、若年女性の低栄養は、次世代の児への健康に影響をおよぼす種々のリスクを高め、そのようなリスクをもって生まれた児では、出生以降の生活習慣に問題があった場合にそれらのリスクが引き金となって成人期にメタボリックシンドロームなどの病気を発症することが危惧されている。

胎生期を中心としたきわめて初期に、疾病および健康その素因が形成される。これをDevelopmental Origins of Health and Diseaseの頭文字をとってDOHaD（ドーハッド）学説[15]という。「将来の健康や特定の病気へのかかりやすさは、胎児期や生後早期の環境の影響を強く受けて決定される」という概念がDOHaD説として支持されている。動物実験では、胎生期に種々の栄養素やビタミン・ミネラル類を欠乏

させた飼料を摂取させた動物から生まれた児の実験が実施され、児の脳の形態・機能やその他の器官の形態・代謝機能におよぼす胎生期低栄養の影響を明らかにするための研究が行われている。

B. 内分泌疾患・代謝異常・免疫学的異常・加齢の影響

a. 糖尿病 diabetes：妊婦の糖尿病によって周生期死亡の増加、巨大児の出生、新生児低血糖などの障害が知られている。形態的な先天異常は、心臓と神経管の異常が最も一般的である。

b. 甲状腺機能障害：妊婦の甲状腺機能低下によって、流産や死産、出生児の知能の低下、甲状腺腫などがみられたとの報告がある。

c. 代謝異常：フェニルケトン尿症の妊婦では、胎児（ヘテロ接合体）に母体血清中のフェニルアラニンが移行して精神遅滞をきたす。しかし、妊娠期間を通して妊婦が、低フェニルアラニン食を摂取し続けることによって、母体のフェニルアラニンが胎児に移行することを防ぎ、精神遅滞を予防することが可能である。

d. 免疫学的異常：母胎児間のRh血液型などの不適合による胎児赤芽球症の報告がある。

e. 加齢の影響：高齢な母親が妊娠すると、その出生児は、ダウン症などのトリソミーやその他の染色体異常を発生する確率が高い[6]ことが報告されている（図表2-4）。

③多因子要因

参考図書1-3)

先天異常の発生原因の大部分は、多因子要因といわれている。多因子要因のうちには原因不明のものも含まれている。

2－5．先天異常の型

先天異常の型は、無発育と発育抑制、近隣原基の癒合、過剰発生、病理学的変化、異型形成に分けられる。

①無発育（ある部分欠如、形成不全）

ある部分の欠如が挙げられる。その代表的な症状には無肢症 amelia（図表2－6）がある。

②発育抑制

形成不全、癒合不全、分裂不全、移動抑制、退縮抑制がある。

ア．形成不全

小頭症 microcephaly（図表2－9）が代表的な症例である。小頭症は、頭部の発達に障害を受け、頭蓋の形成が十分に発達せず、神経障害を伴う。

イ．癒合不全

口唇裂 cleft lip（図表2－10）が代表的な症例である。上唇の癒合不全が見られる。また、神経管の癒合不全を原因とする神経管閉鎖障害から生じる無脳症 anencephaly（図表2－11）や二分脊椎症 spina bifida（図表2－12）などがある。

図表2-10　口唇裂の児

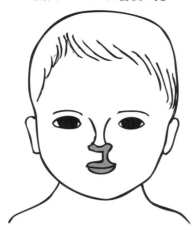

図表2-11　無脳症の児

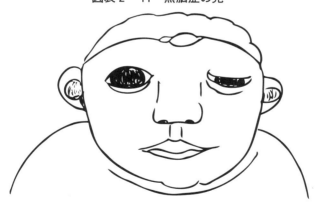

図表 2 - 12　二分脊椎の児

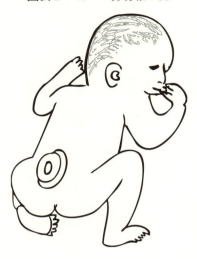

図表 2 - 13　二分脊椎

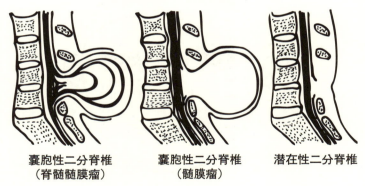

囊胞性二分脊椎　　囊胞性二分脊椎　　潜在性二分脊椎
（脊髄髄膜瘤）　　　（髄膜瘤）

A. 二分脊椎症（spina bifida）、脊椎裂（cleft vertebra）

　二分脊椎は、その形態によって囊胞性二分脊椎（脊髄破裂、脊髄髄膜瘤、髄膜瘤）、潜在性二分脊椎に分類される^{参考図書1, 2)}（図表 2 - 12、図表 2 - 13）。

a．嚢胞性二分脊椎

　嚢胞性二分脊椎は、神経管が閉鎖せず、椎弓の癒合不全によって生じた椎弓欠損部を通って神経組織や髄膜が膨出し、嚢胞状の袋を形成する。この異常は、脊髄破裂、脊髄髄膜瘤、髄膜瘤に分類される。この異常は、超音波診断や羊水検査によって出生前に診断可能である。重篤な神経管障害を持つ児の80%～90%に水頭症が生じ、アーノルド-キアリ異常（小脳の一部が大後頭孔に陥入する異常）を伴うことが多い。^{参考図書2)}

b．潜在性二分脊椎

　潜在性二分脊椎症の患部は、仙骨部に存在し、その部位の表層を覆う皮膚には毛が生えている。この異常は、椎弓の癒合不全であるが、その皮膚の下層にある神経組織（脊髄）には影響がおよばない。特に異常がないようにみえる人であっても背部のX線撮影の際に偶然に発見されることが多く、約10%の割合で存在する。^{参考図書2)}

ウ．分裂不全

　指不足症 oligodactyly（図表2－14）が代表的な症例である。

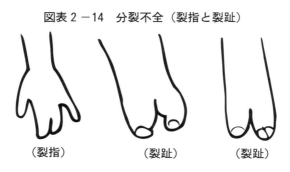

図表2－14　分裂不全（裂指と裂趾）

（裂指）　　（裂趾）　　（裂趾）

エ. 移動抑制

停留睾丸 cryptorchismが代表的な症例である。

オ. 退縮抑制

鎖肛 atresia aniが代表的な症例である。

③近隣原基の癒合

もともと左右に分かれて発育する器官の原器が1つに癒合して発育する状態をいう。左右の腎臓原器が発達中に正中線近くまでおされると、左右の腎臓が結合して馬蹄形の形をした癒合腎 fused kidney（図表2-15）が発生する。癒合腎では、本来左右の腎臓に出入りする腎動動脈、腎静脈、尿管は、そのまま左右の腎門の部分から出入りする。

ア. 過剰発生

過剰形成と過剰成長に分類される。

図表2-15　近隣原基の癒合（癒合腎）

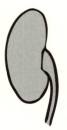
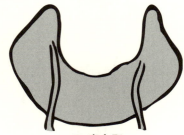

A.左右の腎臓（正常）　　B.癒合腎

図表 2 − 16　過剰形成（多肢症）

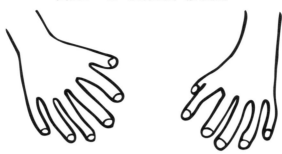

A. 過剰形成

多指症 polydactyly が代表的な症例である（図表 2 − 16）。

B. 過剰成長

巨指症 macrodactyly が代表的な症例である。

④病理学的変化

母体に取り込まれた体外の物質が、胎盤を通過して発生中の胚子・胎児に取り込まれ、胚子・胎児の発育に悪影響をおよぼし、流死産や先天異常の発生をもたらす。胎児性水銀中毒症（胎児性水俣病）やサリドマイドによる四肢欠損症（図表 2 − 8）、および、胎児性アルコール症候群などがその代表的な事例である。

⑤異型形成

先天腫瘍 congenital neoplasma が分類される。

2－6. ヒトの発生における器官形成期（臨界期）

第3週初めから第8週終わりまでの期間を器官形成期（臨界期）という（図表2－1、2－2）。ヒトの発生における器官形成期（臨界期）を図表2－2に模式的に表した。

中枢神経系、心臓、眼、耳、上肢、下肢、口蓋、歯、外生殖器などの主要な臓器・器官が発生する時期は、第3週初めから第8週終わりまでの時期に集中している。濃い色のカラムが示す時期は、奇形誘発因子に非常に敏感な時期を示し、形態異常を生じやすい。薄い色のカラムが示す時期は、あまり敏感でない時期を示し、軽度の異常が生じやすい。

おもに胚子期は、主要な器官のもとになる組織が順次形成される。多くの器官ではその雛形をつくり上げる期間として大変重要な時期である。この時期に胚子は胎生環境の急激な変化を受けると、胚子発生は大きく影響され、形態異常が生じやすい期間でもある。

2－7. 実験奇形学（生殖発生毒性学）

薬物や毒物の影響を調査し、先天異常の防止を図る目的で、実験奇形学（生殖発生毒性学）として研究が行われている。実験奇形学（生殖発生毒性学）には、先天異常を生じる可能性をもつ物質を調査する生殖毒性試験[16]、突然変異物質を調査する遺伝毒性試験、発癌物質を調査する癌原性試験[16]などがある。

2－8. 出生後の児の発達・発育におよぼす胎児期の環境

多くの物質や要因が、出生児の行動をはじめとする機能に影響をおよぼすことが実験動物を用いた研究で明らかとなってきている[16]。

これらの研究は、発達神経毒性学（Developmental Neurotoxicology）あるいは、行動奇形学 Behavioral Teratologyと呼ばれている。発達神経毒性学・行動奇形学の研究領域は、行動学、病理解剖学、病理組織学、生化学、生理学など多岐にわたっている。動物は、痛みや感情を観察者にわかりやすく表現することができないので、行動を継続して観察することが重要である。

　行動観察は、生体のまま繰り返し観察することが可能で、同じ動物を長期間追跡することができることが最大の特徴である。行動発達におよぼす臨界期は、形態異常をもたらす臨界期における用量に比べてより低い用量で行動に異常をもたらすことが明らかとなっている。また、行動異常をもたらす臨界期は、形態異常の臨界期に比べてずっと長いことが明らかとなっている。行動奇形学・発達神経毒性学は、一般原則として、因子特異性、時期特異性、用量・反応関係（閾値の存在）、母子遺伝子型、母体の生理状態、児の生活環境が重要な要因である。[17]

①**因子特異性**

　特定の因子のみが発生毒性を呈すが、その種類によって障害の性質が異なり、特定の型の異常が複合する症候群が多くみられる。化学物質では、必ずしも同一薬理作用を呈するものが同一先天異常を惹起するとは限らない。また、反対に、異なる因子によっても他の因子と同じ型の発生異常が成立することがある。その最終の型から原因を同定できないことが多い。これを因子特異性という

②**時期特異性**

　ある特定の型の発生異常については、臨界期が定まっており、この時期に影響がおよんだ時のみ異常が発現する。これを時期特異性という。

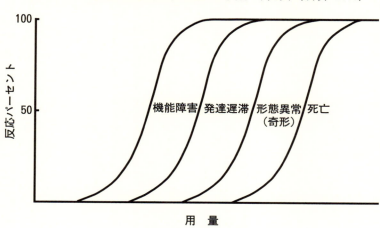

図表2-17　用量と先天異常の型との関係（木原、谷村、2009）[18]

③用量・反応関係（閾値の存在）

　ある一定量以下では発生毒性効果は、閾値が存在するために影響を示さず、用量が増すにつれて、発生異常の発現頻度は高まる（用量反応関係）、あるいは、臨界期が延長することが知られている。一般に用量が高い場合は、胚子・胎児は死亡する。用量を低くすると形態異常（奇形）、発達遅滞、行動などの機能障害があらわれる。したがって、発達遅滞や機能障害は、形態異常（奇形）の出現する用量に比べて低用量であっても誘発される可能性がある（図表2-17）[11,18]。

④母子遺伝子型

　一般に、動物の種や系統などにより、薬物の催奇形性効果が異なることはよく知られている。動物の種差、系統差は神経発生毒性試験結果を考察するうえで考慮すべき重要な事項である。動物実験で得られた所見をヒトに外挿する際には、可能な限り動物の種差、系統差を統

一し、個体差の少ない動物を用いた実験から得られた結果を用いることが良いとされている。

⑤母体の生理状態

　母体栄養、内分泌疾患、疾病などが児の神経発生毒性試験結果に影響をおよぼすことが知られている。母体の生理的、病理的状態の変化は、児の神経発生毒性試験結果を考察するうえで慎重に考慮する必要がある。また、母体の疾病に対して用いられる医薬品などの研究では、疾患モデル動物などを用いて母体の生理状態に関わる環境要因の影響を検討することが重要である。

⑥児の生活環境

　出生後の生活環境は、児の発達と発育に大きく影響をおよぼす。実験動物では飼育環境、同腹児数、実験手順による児の取り扱いなどが考えられる。また、実験動物が育つ飼育箱に遊び道具などを入れた豊環境では、先天的に障害された行動が軽減することが知られている。たとえば、出生前にアルコールを投与された動物では、迷路学習課題結果が改善されたという報告が多い。

【参考文献】
1）岡本直正　先天異常の定義・用語・総括的分類. 先天異常（Cong. Anom.）、1981、21:507-513
2）岡本直正　ヒト奇形の定義・用語・総括的分類. 産婦人科MOOK No.25 奇形―早期発見と出生後の対策―　鈴木雅州（編）1984、金原出版株式会社　東京・大阪・京都
3）厚生労働省　疾病、傷害及び死因の統計分類. 2013、http://www.mhlw.go.jp/toukei/sippei/（2017年11月15日接続確認）

4）Wilson JG. Principles of teratology, Environmental and Birth Defects. 1973, Academic Press New York, 11-34.

5）照井保之、両川辰雄、甘利栄一　遺伝性エナメル質形成不全症の一家系. 小児歯科学雑誌、1970、8：81-88

6）厚生労働省　不妊に悩む方への特定治療支援事業等のあり方に関する検討会　ワーキンググループ報告書参考資料
http://www.mhlw.go.jp/file/04-Houdouhappyou-11908000-Koyoukintoujidoukateikyoku-Boshihokenka/0000016944.pdf（2017年11月15日接続確認）

7）Dekaban AS. Abnormalities in children exposed to X-radiation during various stages of gestation: Tentative timetable of radiation injury to the human fetus, Part 1. 1968, J Nucl Med 9:471-477.

8）Pleet H, Graham Jr JM and Smith DW. Central nervous system and facial defects associated with maternal hyperthermia at four to 14 weeks gestation. 1981, Pediatrics 67:785-789.

9）栢森良二　サリドマイド物語　1997、医歯薬出版　東京

10）厚生労働省　2003年　サリドマイドにかかる安全確保措置について
（平成14年度厚生労働科学研究特別研究事業報告書）
http://www.mhlw.go.jp/houdou/2003/09/h0918-1.html（2017年11月15日、接続確認）

11）厚生労働省　e-ヘルスネット［情報提供］飲酒
https://www.e-healthnet.mhlw.go.jp/information/alcohol（2017年11月15日、接続確認）

12）厚生労働省　アルコール換算表
http://www.mhlw.go.jp/topics/tobacco/houkoku/dl/100222i.pdf（2017年11月15日、接続確認）

13）厚生労働省　e-ヘルスネット［情報提供］喫煙
https://www.e-healthnet.mhlw.go.jp/information/tobacco（2017年11月15日、接続確認）

14）環境省　2005年　水・大気環境局総務課　ダイオキシン対策室
関係省庁共通パンフレット　ダイオキシン類

https://www.env.go.jp/chemi/dioxin/pamph/2005.pdf （2017年11月15日、接続確認）
15) Barker DJP and Fall CHD. Fetal and infant origins of cardiovascular disease. 1993, Archives of Disease in Childhood 68:797-799.
16) 厚生労働省　OECDテストガイドライン　OECD毒性試験ガイドライン翻訳版　生殖毒性試験　2017年更新、
　　http://www.nihs.go.jp/hse/chem-info/oecdindex.html （2017年11月15日、接続確認）
17) 谷村孝、木原隆英　2003、神経発生毒性概論　近畿大学管理部出版印刷課
18) 木原隆英、谷村孝　2009、新版トキシコロジー　日本トキシコロジー学会教育委員会（編）朝倉書店、東京、182-201

脚註※１．厚生労働省「疾病、傷害及び死因の統計分類」について、
　最新の分類は、ICDの第10回目の改訂版として、1990年の第43回世界保健総会において採択されたものです。なお、この度、統計法（平成19年法律第53号。以下「法」という）第28条第１項の規定に基づき、法第２条第９項に規定する統計基準として、平成27年２月13日付け総務省告示第35号をもって「疾病及び関連保健問題の国際統計分類ICD－10（2013年版）」に準拠する改正が行われました。改正された「疾病、傷害及び死因の統計分類」は、平成28年１月１日から施行し、同日以後に作成する公的統計（法第２条３項に規定する公的統計をいう）の表示に適用されます。

【参考図書】

1) Moore and Persaud. ムーア人体発生学　原著第８版　2011、（訳：瀬口春道、小林俊博, Eva Garcia del Saz）医歯薬出版株式会社、東京
2) T W Sadler　ラングマン人体発生学　原著第13版　2016、（訳：安田峯生、山田重人）メディカル・サイエンス・インターナショナル、東京
3) 塩田浩平　カラー図解 人体発生学講義ノート　第２版　2018、金芳堂、京都
4) T. H. Shepard. Catalog of Teratogenic Agents (9th ed.) 1998, Johns Hopkins University Press, Baltimore.

5) J. L. Schardein. Chemically Induced Birth Defects (3rd ed.) 2000, Marcel Dekker, New York.

第 3 章
出生前診断

松尾拓哉

1. 周産期における児の発育と発達を確認する方法

　受精後26週目以降の胎児期から出生後4週目までの新生児期の期間を周産期という。出生前診断は、子宮内の胎児の発育と発達（参照：第1章胎児期）を評価する方法として、超音波造影、母体血清マーカー検査、無侵襲的出生前遺伝子学的検査（non-invasive prenatal genetic testing：NIPT）、羊水穿刺、絨毛生検などが行われている。

1-1. 倫理に関する見解

　「優生保護法」では、本人または配偶者、あるいはその親族に遺伝性疾患があるときに、中絶の可能性を認めていた。理由は子が遺伝的疾患に苦しんだり、遺伝子が子孫に受け継がれていくことを防止するものであった。しかし現在の「母体保護法」では、中絶が認められるかは微妙である。

　1994年に国連主催の国際人口・開発会議（ICPD）がカイロで開催され、「女性の健康」という視点から、女性の生殖に関わるすべてを捉え直すReproductive Health and Rights、すなわち、「性と生殖に関する健康／権利」を取り上げた行動計画が179ヵ国によって採択された。行動計画は、女性の中絶の回避を助けること、女性が子どもを産むか産まないのか、産むならばいつ、何人産むか、などについて女性が自己決定権を持ち、その権利が、社会的、文化的、経済的諸力によって危険にさらされることがないような社会の構築の達成を目指し、生命倫理に関係する内容を含んでいる。

1－2. わが国における出生前診断に関するガイドライン

　近年、遺伝医学の進歩によって、遺伝学的な検査と診断が可能となり、遺伝学的な検査と診断が行われている。遺伝的検査と診断で得られる結果は、一生涯にわたって変化しない個人の遺伝情報を扱うだけでなく、血縁者にも影響をおよぼすことがあるため、その情報の特性に十分な配慮をした対応が求められている。日本医師会は、2011年2月に医師等が留意すべき基本的事項と原則について、「医療における遺伝学的検査・診断に関するガイドライン」[資料1)]として示した。また、日本産科婦人科学会は、2013年6月に「出生前に行われる遺伝学的検査および診断に関する見解」[資料2)]を示すと同時に1986年1月に示した「先天異常の胎児診断，特に妊娠絨毛検査に関する見解」を廃した。さらに、同学会は、2015年6月に「着床前診断」に関する見解を会告として会員に示した。[資料3)]

　単一遺伝子疾患では、すでに責任遺伝子の同定とその病態解明から治療法の開発研究へと次の段階に移行している。また、多因子疾患では、関係する遺伝要因の解明が進み、これまでの遺伝学的検査法やその結果に基づいて行われてきた遺伝学的検査と診断は、多くの疾患の治療法や予防法の選択肢として広く利用されている。しかしながら、遺伝的検査と診断は、一生涯にわたって変化しない個人の遺伝情報を扱うことのみならず、その結果は、血縁者にも影響をおよぼすことがあるため、その情報の特性に十分な配慮をした対応が求められている。

　確定診断を目的とする出生前に行われる遺伝的検査および診断の実施は、「医療における遺伝学的検査・診断に関するガイドライン」[資料1)]として日本医師会が2011年2月に定めている。このガイドラインの適用範囲は、遺伝子関連検査のうちの遺伝学的検査とその結果を用いて行

われる診断が対象範囲である。遺伝学的検査には、分子遺伝学的検査（DNA／RNA検査）、染色体検査、遺伝生化学的検査などが含まれる。ガイドラインでは、遺伝学的検査は、ヒト生殖細胞列の遺伝子変異あるいは染色体異常に関係する検査を示している。

　医療の現場で実施される遺伝学的検査は、すでに発症している患者の診断を目的とする検査のみならず、保因者検査、発症前検査、易罹患性検査、薬理遺伝学検査、出生前検査、さらに先天代謝異常症等を児の出生後の早い時期に実施する新生児マス・スクリーニング検査などが含まれる。また、2015年6月には、「着床前診断」に関する見解が、日本産科婦人科学会の会告として同会のホームページ上に掲載された。[資料2)]
[資料3)]

　母体血を用いた新しい出生前遺伝学的検査［無侵襲的出生前遺伝学的検査（Non-Invasive Prenatal genetic Testing：NIPT)］については、日本医師会・日本産科婦人科学会・日本産婦人科医会・日本人類遺伝学会による共同声明（2013年3月)[1)]、日本産科婦人科学会倫理委員会・母体血を用いた出生前遺伝学的検査に関する検討委員会による指針（2013年5月)[資料4]、日本医師会第XIV次生命倫理懇談会による答申（2016年5月)[資料5]がある。さらに、2017年8月26日には、日本産科婦人科学会理事長名でホームページ上に「お知らせ」としてNIPTに関して、"「母体血を用いた新しい出生前遺伝学的検査（NIPT)」"を受けることを考えておられる妊婦さんへ"が掲載された[2)]。

　日本医師会と日本産科婦人科学会から公表された答申、見解、ガイドライン（指針)[資料1-5)]については、第3章末に資料としてホームページURLを記すとともに、それぞれの目次を記載した。それぞれの詳細については、インターネットに接続して各団体のホームページから全文を参照していただきたい。

2. 出生前診断法

　出生前診断法には、超音波造影法、NIPT、母体血清マーカー検査、羊水穿刺、絨毛生検などがある。^{資料1-5　参考図書1,2)}

　近年、超音波をはじめとする画像診断検査機器の改良・開発が目覚ましく進み、出生前診断では、より高い精度で推定する検査が実施されている。

　出生前診断は、子宮内の胎児の発育と発達を検査して診断することのみならず、遺伝学的検査についても結果や解釈が行われるため、検査前には、主治医による十分な説明と同意・了解（成人におけるインフォームド・コンセント、未成年者等におけるインフォームド・アセント）の確認と必要に応じて専門家による遺伝カウンセリングや意思決定を支援する体制が必要である。^{資料1)}

　出生前診断は、全妊婦を対象とした検査として提供されるものではない。特に母体血を用いた新しい出生前遺伝学的検査（NIPT）については、全妊婦を対象とした出生前診断マス・スクリーニング検査として提供してはならない。^{資料4,5)}

　受診する側の立場になって考えるならば、医師から検査を受けるようにという指示的な説明によって検査を受けてしまう。あるいは、通常の妊婦健診での血液検査と誤解するような説明を受けて、通常の定期検査と同様な感覚で出生前診断を受けてしまうといったことがあってはならない。

2−1. 超音波造影法　超音波検査　ultrasonography

　超音波造影法は、先端にトランスジューサ（振動素子）が装着された超音波の送受信を行う探触子（プローブ）を用いて操作を行い、組織からの反射する超音波によって像を描く検査法である。

　超音波造影法は、安価で危険性のない無侵襲な診断方法として広く普及しており、胎児の状態を評価するための最も重要な画像診断法であり、胚子期、胎児期に絨毛膜嚢とその内容物を可視化することができる。胎盤の形態、胎児の状態、大きさ、多胎、異常状態の有無が判別可能であり、機器の急速な進歩に伴って、胎児の異常を周産期に診断するための主要な検査法となっている。経腹法と経腟法があり、経腟法は、経腹法に比べて高い分解能を持つ画像が得られる。

　妊娠第5週から10週の間の発育は、頭殿長を計測することによって、発育を評価する。その後は、胎児の頭蓋の頭頂間径、頭蓋の大横径、腹囲、大腿骨長などを正確に計測し、これら計測結果を組み合わせて胎児齢や身長を正確に推定することができる。多くの指標を繰り返して計測することによって胎児の成長をいっそう正確に決めることができる。

　主な検査指標は、胎児の胎齢と発育、多胎の有無、羊水量を含む子宮内環境、臍帯血流、胎盤の位置である。さらに、超音波造影法は、種々の先天性の形態異常を検出することが可能である。特に診断可能な先天的な形態異常は、無脳（症）や二分脊椎などの神経管閉鎖障害、臍帯ヘルニアや腹壁破裂などの腹壁欠損、心臓異常、唇裂や口蓋裂、などの顔面異常、ダウン症やその他の染色体関連異常にみられる項部肥厚といわれる徴候を捉えることができる。

　項部肥厚［NT：nuchal translucency, 胎児後頸部浮腫（透明帯）］

とは、児がダウン症やその他の異常、あるいは、心臓に異常がある場合、児の項部に正常児よりも多くの液体が貯留し、肥厚となって現れる画像である。しかし、この画像の存在のみでは症状を決定することはできない。是沢は、NT値が3.5mmより大きい児でかつ染色体正常であった児1,320例の予後について調査した結果、1,020例（77.3％）が健常児であることが明らかとなったことからNT異常値が観察された胎児は、「異常」だと即断してはならないと報告した。[4]

　NT値は、母親の年齢や妊娠11週から14週の間に実施する母体血清マーカー検査の結果などを考え合わせることが、ダウン症リスクの推定に役に立つ。

2－2．母体血を用いた新しい出生前遺伝学的検査［無侵襲的出生前遺伝学的検査（Non-Invasive Prenatal genetic Testing；NIPT）］[1),資料4,5]

2－2－1．無侵襲的出生前遺伝学的検査（NIPT）による解析

　NIPTは、妊婦から採血を行い、その血液中に存在する胎児由来の細胞から放出された遊離DNA（cell-free DNA）の遺伝子を解析することによって、胎児の染色体や遺伝子を調べる非侵襲的検査である。

　母体血にわずかに含まれる胎児由来のcell-free DNAは、母親由来のDNA断片とともに網羅的にDNAの塩基配列を調べることにより解析が可能となる。解析対象とするcell-free DNA断片の量を大量にすることによって、それぞれの染色体に由来するDNA断片の量の差異を調べ、その差異の有無から胎児の染色体数の異常について高い精度で判別が可能である。

2－2－2．無侵襲的出生前遺伝学的検査（NIPT）を用いた診断

　NIPTの技術によって得られた結果は、染色体数の異常についての

診断に結びつけられている。現在わが国で承認されている技術は、すべての染色体のなかの特定の染色体（13番、18番、21番）の数的異常を検出する技術である。しかし、これら3つの染色体について染色体数の異常についての診断が出生前に行われたとしても、その診断がすぐに胎児の治療に結びつく訳ではない。

2－2－3．無侵襲的出生前遺伝学的検査（NIPT）普及の問題点

NIPTの普及に際して、いくつかの問題点が示されている。

1）妊婦が十分な知識を持たずに検査が行われる可能性についての問題点が指摘されている。胎児に何ら影響を与えることなく、妊娠中の母親から血液を採取するだけで出生前遺伝学的検査が可能であるNIPTが広く普及すると、検査に関する十分な説明が医療者から示されないまま、妊婦が十分な認識を持たずに検査が行われる可能性があり、検査結果によっては、妊婦が動揺・混乱し、冷静な判断ができなくなる可能性がある。

2）検査結果の意義について妊婦が誤解する可能性についての問題点が指摘されている。NIPTは、母体血中のDNA断片の量の比から胎児が染色体（13番、18番、21番）の数に異常をもつ可能性が高いことを示す非確定的検査であり、診断を確定させるためには、さらに羊水検査などによって染色体分析を行うことが必要である。しかし、NIPTは、母体血清マーカー検査に比べて検出感度が高いために、検査を受けた妊婦は、得られたデータを確定的な結果と誤解し、その誤解にもとづいた判断を下す可能性がある。

3）胎児の疾患の発見を目的としたマス・スクリーニング検査として行われる可能性についての問題点が指摘されている。NIPTは、妊婦から少量の血液を採取して行われる簡便さのために、医療者は、容

易に検査の実施を考えに入れ、妊婦も検査が簡便なことから検査を受けることを希望しやすい状況となり、その結果、NIPTを通常の定期検査と同様にとらえて、"出生前診断のスクリーニング的な感覚"で受けてしまう可能性がある。このような事態は、染色体数の異常を持つ胎児に対する出生の排除、さらには染色体数の異常を有する者の生命の否定へとつながりかねないため、あってはならないことである。

2－3．母体血清マーカー検査

　胎児の肝臓で産生されるαフェトプロテイン（AFP）の値は、胎生14週齢頃に最高値に達し、AFPは、母体循環血液中に胎盤経由で漏れて出る。通常、母体血清中のAFP濃度は、妊娠第2三半期に上昇するが、妊娠30週以降は、一定の割合で低下し始める。

　胎児に何らかの形態異常や染色体異常が存在する場合は、AFP濃度に変動がみられる。APF濃度の上昇は、神経管障害、仙尾部奇形腫、臍帯ヘルニア、腸閉塞、腹壁破裂、膀胱外反、羊膜索症候群など、いくつかの先天異常を診断することが可能である。また、AFP濃度の低下は、ダウン症、18トリソミー、性染色体異常、三倍体などの染色体異常の診断のみならず、単一遺伝子疾患の診断についても可能となりつつある。母体血清マーカー検査のみならず他の第2三半期指標［ヒト絨毛性ゴナドトロピン（hCG）、非結合性エストリオール、インヒビン］を併わせて調べることで、先天異常の発見率を高めることができる。

　ダウン症やその他いくつかの染色体関連異常を診断する場合は、母体血清マーカー検査に加えて項部肥厚検出のための超音波検査を併用することが重要である[4,5]。

2－4. 羊水穿刺　amniocentesis

　妊娠15週齢以降から18週齢に経腹的に羊水穿刺を行う。15週齢以降の羊水量は、ほぼ200mLであり、15～20mLは安全に吸引できる。羊水穿刺は、侵襲的な出生前の診断方法である。設備の整った検査施設において超音波検査で胎児と胎盤の位置を確認しながら熟練した高度な技術を持つ術者（医師）が羊水穿刺を行う場合は、流産例は300例～500例に1例以下と推定され、比較的危険性は少ないとされている。

　超音波で探索しながら母親の前腹壁と子宮壁より絨毛膜および羊膜を貫通して羊膜腔に22ゲージの針を刺し、約20～30mLの羊水試料を吸出する。羊水を採取した後、羊水それ自体は、生化学的因子（AFPやアセチルコチンエステラーゼなど）の分析に用いる。また、羊水中に存在する胎児からはがれ落ちた胎児細胞を採集する。その胎児細胞を用いて、体細胞分裂中期にみられる染色体の分析や他の遺伝子分析を行うことができる。

　しかしながら、回収した細胞の分裂速度が遅いため、結果の判明まで1週間から2週間かかる。検査期間の短縮を図るために検査に必要な十分な数の体細胞分裂中期細胞を得る目的で細胞分裂促進物質を添加した培養系の確立が急がれる。十分な体細胞分裂中期の細胞を得ることで、検査に必要な染色体が得られる。得られた染色体を検査することで、転座、切断、トリソミーおよびモノソミーのような重大な染色体異常を診断することができる。さらに、遺伝子型検査やポリメラーゼ連鎖反応（PCR）を行うことで、遺伝的な異常の診断精度を高めることができる。

① α フェトプロテインの定量　alpha fetoprotein（AFP）

　αフェトプロテインは、糖タンパクとして胎児の肝臓、臍小胞、腸管で産生される。胎児の血清中に高濃度でみられ、14週齢に最大量となる。正常の場合であっても少量のAFPは、羊水中に入る。

② 分光光度計分析　spectrophotometric study

　羊水を分光光度計にかけて分析を行う。新生児赤芽球症や新生児溶血性疾患の程度について評価を行うことができる。

③ 性染色質型　sex chromatin pattern

　羊水から採取した細胞の核から女性が持つ性染色質の存在を調査し、性別を判定する。X染色体に関係する染色体異常の検出が可能である。

④ 細胞培養と染色体解析　cell culture and chromosomal analysis

　羊水穿刺により得られた胎児の細胞を培養し、その培養細胞の染色体を調べることによって胎児の性別や染色体異常を調べることが可能である。ダウン症のような常染色体異常が疑われる場合に行われる。

2－5．絨毛膜絨毛標本採取　chorionic villus sampling（CVS）

　絨毛膜絨毛の生検（絨毛生検）は、超音波検査で確かめながら、母親の前腹壁から子宮壁を経て子宮腔まで針を挿入して絨毛組織を採取する方法（経腹法）と、絨毛膜絨毛採取用の順応性のあるカテーテルを用いて腟から子宮頸管を経て胎盤塊に到達し、絨毛組織を吸引する方法（経腟法）がある。これらの方法を用いると、約5～30mgの絨毛組織を吸引することができる。

　絨毛生検の標準的な実施時期は、妊娠10週齢から14週齢までである。

妊娠10週齡未満では安全性が確認されていないため行うべきではない。

　絨毛膜絨毛標本採取による検査は、胎児の染色体異常や先天性代謝異常およびX染色体関連疾患の診断のために行われる。羊水穿刺法では14週齡以前の胎児は羊水が少ないため検査は困難であるが、絨毛膜絨毛標本採取による検査は10週齡から実施が可能であるため、羊水穿刺に比べて胎児の核型を早く得て、診断を行うことができる。しかしながら、胎児死亡の危険性は約1％であり、羊水穿刺法に比べてわずかに高い。また、体肢減形異常（主に指欠損）を生じるリスクがあるともいわれている。

　遺伝的な解析を行うための細胞は、胎盤から直接を吸引された組織内に含まれる。絨毛の外表を覆う栄養膜を蛋白質消化酵素で除去し、残された間質細胞を2日から3日間培養することによって遺伝的な解析に必要な多数の細胞が得られる。胎盤組織の細胞は、約1％の割合で染色体モザイクなどの染色体異常が検出されることがある。しかし、そのほとんどは、絨毛組織と胎盤に限局した胎盤限局性モザイク（confined placental mosaicism：CPM）であり、多くの場合、胎児の染色体は正常である。絨毛膜絨毛標本採取による検査は、正常な胎盤であっても染色体異常の頻度が高く出現することがある。染色体異常が疑われた場合は、正確に判断するために羊水検査による胎児染色体の再確認が必要である。

2−6. 胎児鏡検査法　fetoscopy

　胎児鏡検査は、妊娠17週齡から20週齡に行うことができる。胎児の身体部分を光ファイバー照射装置によって詳細に直接観察することができる。胎児鏡は、羊水穿刺とほぼ同様の手法で前腹壁から子宮壁を経て羊膜腔に到達する。

2−7. 経皮的臍帯血採取法　percutaneous umbilical cord blood sampling（PUBS）

胎児の血液試料を経皮的臍帯血採取法または、臍帯穿刺によって直接臍帯静脈から採取を行う。異数倍数体、胎児発育遅延、胎児感染、胎児貧血を含む多くの胎児の状態を診断することができる。

2−8. コンピュータ断層撮影法と核磁気共鳴画像法　computed tomography and magnetic resonance imaging

超音波で見つけ出された異常について、より多くの情報を得るためにコンピュータ断層撮影法（CT）と核磁気共鳴画像法（MRI）を用いる。CT検査は、母子ともに被曝の危険性がある。MRIは、電離放射線を用いないため、被曝の心配はなく、軟部組織の部分では、高いコントラストと解像力を持つことが大きな利点である。

2−9. 胎児監視法　fetal monitoring

母親の腹部に変換器を置き、胎児心拍数を連続的に監視する（非侵襲性監視法）ことにより、胎児の酸素供給量の情報が得られる。

【参考文献】
1）日本医師会・日本医学会・日本産科婦人科学会・日本産婦人科医会・日本人類遺伝学会「母体血を用いた新しい出生前遺伝学的検査に関する共同声明」 2013（平成25）年3月9日
http://jams.med.or.jp/rinshobukai_ghs/statement.pdf
（2018年1月10日接続確認）
2）日本産科婦人科学会　理事長　藤井知行「母体血を用いた新しい出生前遺伝学的検査（NIPT）」を受けることを考えておられる妊婦さんへ 2017年

8月28日

http://www.jsog.or.jp/news/html/announce_20170828.html

（2018年1月10日接続確認）

3）是澤光彦、金山尚裕、松原茂樹　卒後研修プログラム　産婦人科診療ガイドライン（産科編）の注意点3）CQ106 NT（nuchal translucency）肥厚が認められた時の対応は？　2008、日本産科婦人科學會雑誌　60：N-411

4）厚生労働省（当時厚生省）「母体血清マーカー検査に関する見解」厚生科学審議会先端医療技術評価部会・出生前診断に関する専門委員会　1999 6月23日

http://www1.mhlw.go.jp/houdou/1107/h0721-1_18.html

（2018年1月10日接続確認）

5）日本産科婦人科学会「母体血清マーカー検査に関する見解について」1999年9月、日本産科婦人科學會雑誌　51：823-826.

【参考資料】

1）日本医師会「医療における遺伝学的検査・診断に関するガイドライン」2011年2月、http://jams.med.or.jp/guideline/genetics-diagnosis.pdf

（2018年1月10日接続確認）

2）日本産科婦人科学会「出生前に行われる遺伝学的検査および診断に関する見解」2013年6月

http://www.jsog.or.jp/ethic/H25_6_shusseimae-idengakutekikensa.html

（2018年1月10日接続確認）

3）日本産科婦人科学会「着床前診断」に関する見解　2015年6月、

http://www.jsog.or.jp/ethic/chakushouzen_20150620.html

（2018年1月10日接続確認）

4）日本産科婦人科学会倫理委員会・母体血を用いた出生前遺伝学的検査に関する検討委員会「母体血を用いた新しい出生前遺伝学的検査に関する指針」2013年3月9日

http://www.jsog.or.jp/news/pdf/guidelineForNIPT_20130309.pdf

（2018年1月10日接続確認）

5）日本医師会　生命倫理懇談会　厚生労働省　第XIV次生命倫理懇談会答申

「遺伝子診断・遺伝子治療の新しい展開　―生命倫理の立場から―」2016年5月
http://www.mhlw.go.jp/file/05-Shingikai-10601000-Daijinkanbou
kouseikagakuka-Kouseikagakuka/0000126275.pdf
（2018年1月10日接続確認）

【参考図書】

1）ムーア人体発生学　原著第8版　Moore and Persaud. 2011,（訳：瀬口春道、小林俊博、Eva Garcia del Saz）医歯薬出版株式会社、東京
2）ラングマン人体発生学　原著第13版　T W Sadler. 2016,（訳：安田峯生、山田重人）メディカル・サイエンス・インターナショナル、東京

資料1
日本医師会「医療における遺伝学的検査・診断に関するガイドライン」2011年2月
http://jams.med.or.jp/guideline/genetics-diagnosis.pdf

目次
はじめに
1．本ガイドラインの適用範囲
2．遺伝学的検査・診断を実施する際に考慮すべき遺伝情報の特性
3．遺伝学的検査の留意点
　3－1）すでに発症している患者の診断を目的として行われる遺伝学的検査
　3－2）非発症保因者診断，発症前診断，出生前診断を目的に行われる遺伝学的検査
　　3－2）－（1）非発症保因者診断
　　3－2）－（2）発症前診断
　　3－2）－（3）出生前診断
　3－3）未成年者などを対象とする遺伝学的検査
　3－4）薬理遺伝学検査
　3－5）多因子疾患の遺伝学的検査（易罹患性診断）

第3章 出生前診断

　　4．個人情報および個人遺伝情報の取扱い
　　5．遺伝カウンセリング
　おわりに
　［注1］遺伝子関連検査の分類と定義
　［注2］本ガイドラインの対象となる生殖細胞系列変異
　［注3］分析的妥当性，臨床的妥当性，臨床的有用性
　［注4］遺伝カウンセリング
　［注5］ゲノム薬理検査と薬理遺伝学検査
　表1．遺伝学的検査実施時に考慮される説明事項の例
　【参考】関連する指針・ガイドライン等
　　1）学会による指針・ガイドライン
　　2）医療分野におけるガイドライン
　　3）研究分野における指針・ガイドライン
　　4）国外の関連指針等
　「医療における遺伝学的検査・診断に関するガイドライン」作成委員

資料2

日本産科婦人科学会「出生前に行われる遺伝学的検査および診断に関する見解」2013年6月

http://www.jsog.or.jp/ethic/H25_6_shusseimae-idengakutekikensa.html

目次
「出生前に行われる遺伝学的検査および診断に関する見解」
1）出生前に行われる遺伝学的検査および診断の概念：
2）出生前に行われる遺伝学的検査および診断は、十分な遺伝医学の基礎的・臨床的知識のある専門職（臨床遺伝専門医等）による適正な遺伝カウンセリングが提供できる体制下で実施すべきである。また、関係医療者はその知識の習熟、技術の向上に努めなければならない。
3）出生前に行われる遺伝学的検査および診断の区分：
4）確定診断を目的とする出生前に行われる遺伝学的検査および診断の実施について：

- 羊水検査：
- 絨毛検査：

5) 新たな分子遺伝学的技術を用いた検査の実施について：
6) 非確定的な検査の実施について：
    - 妊娠初期の超音波検査による所見について：
    - 母体血清マーカー検査：
    - 母体血清マーカー検査の結果の説明：
7) 画像検査（超音波検査等）で意図せずに偶然にみつかる所見について：
8) 胎児の性別告知については出生前に行われる遺伝学的検査および診断として取り扱う場合は個別の症例ごとに慎重に判断する。
9) 法的措置の場合を除き、出生前親子鑑定など医療目的ではない遺伝子解析・検査を行ってはならない。
10) 着床前診断に関しては別途日本産科婦人科学会見解で定めるところにより実施されるものとする。
11) 日本産科婦人科学会の会告はもちろん、日本医学会によるところの「医療における遺伝学的検査・診断に関するガイドライン」をはじめ、遺伝学的検査に関する法令、国の諸規定や学会等のガイドラインを遵守すること。

参考文献
（「先天異常の胎児診断、特に妊娠初期絨毛検査に関する見解」として発表、昭和63年1月、会長　須川佶）
（「出生前に行われる検査および診断に関する見解」へ改定、平成19年4月、理事長　吉村泰典、倫理委員会委員長　星合昊）
（平成23年6月改定、理事長　吉村泰典、倫理委員会委員長　嘉村敏治）
（「出生前に行われる遺伝学的検査および診断に関する見解」へ改定、平成25年6月、理事長　小西郁生、倫理委員会委員長　落合和徳）

資料3
日本産科婦人科学会．「着床前診断」に関する見解　2015年6月
http://www.jsog.or.jp/ethic/chakushouzen_20150620.html

「着床前診断」に関する見解
目次
1．位置づけ
2．実施者
3．施設要件
4．適応と審査対象および実施要件
5．診断情報および遺伝子情報の管理
6．遺伝カウンセリング
7．報告
8．倫理審査および申請手続き
9．見解等の見直し
着床前診断の実施に関する細則
【1】施設基準ならびに実施者・配置すべき人員の基準
【2】申請方法
【3】審査小委員会（以下小委員会）
【4】施設および症例の認定
【5】実施報告義務
【6】見解の遵守
【7】臨床研究の評価
（平成10年10月発表、会長　佐藤和雄）
（平成11年7月改定、会長　青野敏博、倫理委員会委員長　藤本征一郎）
（平成18年2月改定、理事長　武谷雄二、倫理委員会委員長　吉村泰典）
（平成22年6月改定、理事長　吉村泰典、倫理委員会委員長　嘉村敏治）
（平成27年6月20日改定、理事長　小西郁生、倫理委員会委員長　苛原稔）

資料4
日本産科婦人科学会倫理委員会・母体血を用いた出生前遺伝学的検査に関する検討委員会「母体血を用いた新しい出生前遺伝学的検査に関する指針」2013年3月9日
http://www.jsog.or.jp/news/pdf/guidelineForNIPT_20130309.pdf

目次

はじめに

I　遺伝子診断と生命倫理
1．遺伝学的検査の同意
2．遺伝情報の共有
3．出生前診断
4．偶発的所見

II　わが国におけるNIPTの現状
1．NIPTとは
2．NIPT実施の指針策定
3．NIPT認定登録制度運用開始からの1年
4．NIPT認定登録制度運用の2年目
5．NIPT認定登録制度運用の3年目
6．NIPT、羊水染色体検査の今後

III　遺伝学的検査と生命倫理
〔含、DTC（Direct-to-Consumer）遺伝子検査〕
1．背景
2．医療における遺伝学的検査
3．非医療における遺伝学的検査
4．課題と展望

IV　個人遺伝情報の取り扱いに関する最近の動向
1．改正個人情報保護法の概要
2．改正個人情報保護法と医療・医学研究

V　遺伝子治療と生命倫理
1．遺伝治療のコンセプト
2．体細胞遺伝子治療と生殖細胞系列遺伝子治療
3．遺伝子治療の歴史と最近の動向
4．対象疾患に対する考え方
5．胎児遺伝子治療と新生児遺伝子治療
6．ゲノム編集技術の進歩と生殖細胞系列遺伝子治療の可能性

おわりに

資料5

日本医師会　生命倫理懇談会「遺伝子診断・遺伝子治療の新しい展開─生命倫理の立場から─」2016年5月

http://www.mhlw.go.jp/file/05-Shingikai-10601000-Daijinkanbou kouseikagakuka-Kouseikagakuka/0000126275.pdf

目次
Ⅰ　はじめに
Ⅱ　検討の経緯
Ⅲ　母体血を用いた新しい出生前遺伝学的検査の問題点
（1）妊婦が十分な認識を持たずに検査が行われる可能性があること。
（2）検査結果の意義について妊婦が誤解する可能性のあること。
（3）胎児の疾患の発見を目的としたマス・スクリーニング検査として行われる可能性のあること。
Ⅳ　母体血を用いた新しい出生前遺伝学的検査に対する基本的考え方。
Ⅴ　母体血を用いた新しい出生前遺伝学的検査を行う場合に求められる要件。
Ⅴ－1　母体血を用いた新しい出生前遺伝学的検査を行う施設が備えるべき要件。
Ⅴ－2　対象となる妊婦。
Ⅴ－3　母体血を用いた新しい出生前遺伝学的検査を行う前に医師が妊婦およびその配偶者（事実上婚姻関係と同様の事情にある者を含む）、および場合によっては他の家族に説明し、理解を得るべきこと。
（1）出生児が先天的に有する障害や平均からの偏りに関する一般的な説明。
（2）母体血を用いた新しい出生前遺伝学的検査の対象となる染色体異常（13番、18番、21番の染色体の数的異常）に関する最新の情報（自然史を含む）についての説明。
（3）母体血を用いた新しい出生前遺伝学的検査の位置づけについての説明。
Ⅴ－4　母体血を用いた新しい出生前遺伝学的検査を行った後に、医師が妊婦およびその配偶者（事実上婚姻関係と同様の事情にある者を含む）に説明し、理解を得るべきこと。

V−5　母体血を用いた新しい出生前遺伝学的検査を行う検査会社に求められる要件

Ⅵ　母体血を用いた新しい出生前遺伝学的検査に対する医師、検査会社の基本的姿勢

Ⅶ　認定登録制度の確立

（附）指針の提示にあたって

第4章
先天異常の予防と防止

松尾拓哉

第4章　先天異常の予防と防止

1．先天異常モニタリング

　国際先天異常監視研究機構（ICBDSR:The International Clearinghouse for Birth Defects Surveillance and Research）は、世界的に先天異常を調査監視するWHOの関連機関として、36ヵ国で42の調査監視プログラムを実施しており、年間400万人の出生を見守っている[1]。

　わが国では、日本産婦人科医会の先天異常モニタリングプログラムとして1989年にICBDSRに加盟し、国際的な情報交換を行い、1960年に発生したサリドマイド薬禍の悲劇を繰り返さないことを念頭に置き、まれに出現する催奇形薬剤を発見し、被害児数を最小限にとどめる役割を果たしている[1]。

1－1．わが国における先天異常の出生頻度

　わが国における先天異常の出生頻度は、症状別に日本産婦人科医会の先天異常モニタリングプログラムによって報告されている（図表4－1）。1997年～2005年のモニタリング期間中の全801,267出産のなかで、最も多く出現した先天異常は、心室中隔欠損であり、1万出生児あたりの出現割合は17.4例であった。次いで口唇口蓋裂の12.3例、21トリソミーの9.6例と続き、20番目の嚢胞性腎奇形の3.8例までがリストアップされている[1]。先天異常の種類とそれらの頻度をまとめた最新データを含む調査年度と調査項目データは、横浜市立大学国際先天異常モニタリングセンターホームページ[2]において、閲覧することは可能である。しかし、このホームページに示されたデータの無断転載は固く禁止されており、データの取り扱いについては、十分な注意が必要である[2]。

図表4－1　日本の先天異常の頻度（対1万出産、1977～2005年）

1.	心室中隔欠損	17.4	11.	合指症	5.1
2.	口唇口蓋裂	12.3	12.	十二指腸・小腸閉鎖	5.5
3.	21トリソミー	9.6	13.	多趾症	4.7
4.	多指症	8.1	14.	鎖肛	5.0
5.	水頭症	7.4	15.	二分脊椎	4.6
6.	耳介低位	7.5	16.	口蓋裂	4.3
7.	心房中隔欠損	6.1	17.	耳介変形	4.0
8.	動脈管開存	6.0	18.	臍帯ヘルニア	3.9
9.	口唇裂	5.8	19.	尿道下裂	3.7
10.	横隔膜ヘルニア	5.4	20.	嚢胞性腎奇形	3.8

全801,267児

日本産婦人科医会－横浜市大国際先天異常モニタリングセンター
(平原史樹、2011年[1]より)

1－2．先天異常の原因（詳細は、第2章2－4.先天異常の原因を参照のこと）

　先天異常を発生させる要因は、遺伝要因（30％～40％）、環境要因（7％～10％）、多因子要因（50％～75％；発生原因不明を含む）に大別される。遺伝要因は、胚子・胎児自身が持つ染色体と遺伝子（DNA）の変化を因子が原因である。環境要因は、胎盤・胎膜を介して母体の生活環境から胚子・胎児にもたらされる因子が原因である。多因子要因は、胚子・胎児の遺伝的な背景と環境要因の相互的な作用が原因である。[3]

2．先天異常の予防

　先天異常の予防・防止のための調査や研究は、広く行われている。先天異常の発生原因として環境要因が関係する割合は、約10％程度で

ある。その内訳は、物理的要因（約1％〜2％）、化学的要因（約1％以下）、生物学的要因（約3％）、母体要因（約4％）である[3]。遺伝要因と多因子要因よって引き起こされる約90％にもおよぶ先天異常については、現在においてなお、予防する手立てはない[3]。しかし、環境因子によるとされる約10％の先天異常を予防・回避することは、人類にとって十分な価値がある。

　ヒトの発生に影響をおよぼす可能性が考えられる環境物質や病原菌などに対して生殖発生毒性試験[4]などの手法を用いて調査を行う。あるいは、疫学的手法によって先天異常の原因物質を突き止め、その原因物質の使用制限や除去について直ちに行政に反映させ、行政的規制などを通じて先天異常の発生を予防・回避することはとても重要である。先天異常の発生と行政的規制の実例については、サリドマイド事件について記述された書物や資料を是非参照していただきたい[5]。

　ヒトの発生に影響をおよぼす因子を特定し、ヒトがその因子に曝露される機会を減らすことは、新たな先天異常の予防ないし防止となることは、明白である。

2−1．先天異常発生率の低減

①神経管閉鎖障害の発生率を低減する葉酸

　Czeizel[6]らは、妊娠の前期に葉酸を摂取すると、数多く出現する先天異常のなかで、二分脊椎をはじめとする神経管閉鎖不全に関連する障害のみを防止・低減することが可能であると報告した。すなわち、発生を予防・低減することが不可能であるとされていた先天異常のなかで、唯一、葉酸摂取によって、二分脊椎や無脳症（図表4−2）などの神経管閉鎖不全に関わる障害の発生を予防・低減する可能性が示唆された。以来、葉酸と神経管閉鎖障害発生率低減のための大規模な

図表4－2　神経管閉鎖不全により誘導される障害

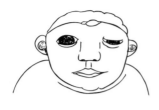
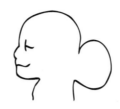
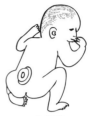

a. 無脳症　　　　b. 脳瘤　　　　c. 二分脊椎

a．**無脳症**：神経管頭側部の閉鎖不全により、頭蓋冠がつくられず脳が露出したまま（外脳症）となり、後にこの組織が変性して壊死組織塊となる
b．**脳瘤**：後頭骨の部分的あるいは全体的欠如により、頭蓋の内容物がはみ出す障害をいう。嚢内の内容物により、髄膜瘤、髄膜嚢瘤、髄膜水嚢瘤に大別される
　髄膜瘤：髄膜のみがはみ出す障害
　髄膜脳瘤：髄膜と脳の一部がはみ出す障害
　髄膜水脳瘤：髄膜と脳の一部および脳室の一部が髄膜の嚢のなかに入り込む障害
c．**二分脊椎**：脊髄領域の神経管が閉鎖不全を起こし、椎弓の癒合不全によって脊髄組織が露出している障害
　潜在性二分脊椎：椎弓に欠損による癒合不全などの異常があるものの皮膚に覆われている。脊髄の露出がないため、通常は下層の神経組織には異常はないといわれている

疫学調査と研究が実施され、妊娠初期の葉酸の摂取は、神経管閉鎖障害発症リスクを低減する効果を持つことが明らかとなった。[7,8]

②葉酸摂取の必要性

　わが国における神経管閉鎖障害に関連する二分脊椎の発生割合は、1万出生中4.6例であり、発生頻度順位は15番目である（図表4－1）。
　1991年に英国から報告された無作為比較試験により、神経管閉鎖障害は葉酸サプリメントで予防可能な先天異常であることが証明された[7,8]

ことを受けて、平成12年12月28日、当時の厚生省、現在の厚生労働省は、神経管閉鎖障害の発症リスク低減のための妊娠可能な年齢の女性等に対する葉酸の摂取に係わる適切な情報提供の推進について、都道府県、政令市、特別区、日本医師会をはじめとする諸団体に対し、神経管閉鎖障害の発症リスクを低減するために、葉酸の摂取期間を少なくとも妊娠の1ヵ月以上前から妊娠の3ヵ月までとして、その期間に葉酸をはじめその他のビタミンなどを多く含む栄養のバランスがとれた食事が必要であると通知を行った[9]。さらに、2003年以降は、母子健康手帳に葉酸の大切な役割が記載されるようになった[10,11]。

日本人の食事摂取基準2015年版[12]では、妊娠中の葉酸の摂取について、食事性葉酸として1日あたり800μgの摂取を勧めている。また、プテロイルモノグルタミン酸としては、1日あたり400μgの摂取を勧めている。葉酸を多く含む食品は、ほうれん草、ブロッコリーなどの野菜や、牛、豚、鶏のレバーなどがある。ただし、各種レバーにはビタミンA過剰の心配があるので、注意が必要との記載がなされている[9]。しかしながら、これらの摂取量は、食品からでは毎日摂取することは困難であると思われるため、タブレット型の補助食品による葉酸の摂取を行うことが勧められている[10,11]。

③主要穀物への葉酸強制添加における世界各国の対応

Food Fortification Initiative 2017年[13]の報告によると、現在では87ヵ国（2017年調査）で食品への葉酸添加が義務化されている。葉酸の添加量は、アメリカでは140μg/100g[10,11]、カナダでは150μg/100g[14]、コスタリカでは150μg/100g[15]という報告がある。葉酸添加を行っている87ヵ国の内訳は、小麦粉に添加（67ヵ国）、小麦粉とトウモロコシ粉に添加（14ヵ国）、小麦粉と米に添加（3ヵ国）、小麦粉とトウモロコシ

図表4－3　主な国別の主要穀物への葉酸強制添加による神経管閉鎖障害発生の低減

国　名	低減率	調査報告
アルゼンチン	50%	Castillo-Lancellotti et al. 2012
ヨルダン	49%	Castillo-Lancellotti et al. 2012
カナダ	46%	De Wals et al. 2007
メキシコ	46%	De Villarreal et al. 2002
チリ	43%	Hertrampf and Cortes 2008
コスタリカ	35%	Chen and Rivera 2004
南アフリカ	31%	Sayed et al. 2008
イラン	31%	Castillo-Lancellotti et al. 2012
ブラジル	29%	Castillo-Lancellotti et al. 2012
アメリカ	26%	Mersereau et al. 2004

(Kondo A et al., 2017年[10]より)

粉および米に添加（2ヵ国）、米に添加（1ヵ国）である。

　神経管閉鎖障害の発生割合に顕著な減少が示された国における低減率を図表4－3に示した。それぞれの国における主要穀物への葉酸添加政策が二分脊椎をはじめとする神経管閉鎖障害発症に30〜50％の低減効果をもたらしたものと考えられる[10-12]。

　わが国では、シリアル、キャンディー、野菜ジュース、牛乳、添加米（ハウスウエルネスフーズ株式会社）、葉酸パン（山崎製パン株式会社）において個々の食品に葉酸添加がなされているものもあるが、葉酸添加を義務付ける法律は施行されていない[10, 11]。

④わが国における神経管閉鎖障害の発生の推移

　過去30年間にわたるわが国における神経管閉鎖障害の推移[9]をみると、発生頻度は減少傾向を示さず、2009年には過去最悪の660名が出生している（分娩10,000件あたり6.2例）[10, 11]。以降、二分脊椎の発生率は、何ら減少の兆しを示していない[10, 11]（図表4－4）。

図表4－4　脊髄髄膜瘤と無脳症の発生率（1990-2015年）

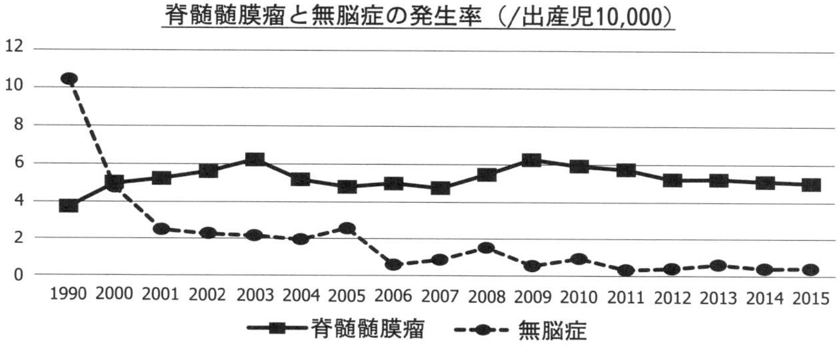

脊髄髄膜瘤と無脳症の発生率（/出産児10,000）

（近藤ら、2018年[11]より）

⑤医療費の削減をもたらす葉酸添加政策

　近藤ら[10,11]は、2015年のデータを元に、葉酸添加政策を実施した場合の二分脊椎症の発症低減効果と医療費の削減効果について報告した。それによると、わが国において、2015年に誕生した新生児の数は1,005,677人であり、そのなかで、神経管閉鎖障害の患児は、542人（神経管脊髄髄膜瘤502人＋無脳症40人）である（図表4－4）。日本政府が、葉酸の穀物添加政策を行っている国と同様に食品強化プログラムを実施した場合、脊髄二分脊椎症の患者の40％、すなわち、216人（542人×0.4）の新生児において神経管閉鎖障害の発症が予防可能であると想定することができる。二分脊椎患者に必要な費用負担額については、Grosseら[16]による米国の調査を元に試算を行った場合、二分脊椎患者1人あたりの生涯総費用は、791,900ドルであった。この費用は、直接経費として使用する513,500ドルと間接経費として特殊教育費用63,500ドル、および、両親が負担する介護費用214,900ドルの合計である。また、わが国において無脳症児が必要とする医療費は500万円である[11]。1米ドルを100円として換算するならば、これら費用がそのままわが国の神経管

閉鎖障害患者全体の生涯総費用に適応可能であると仮定した場合、総額は、約159億1,800万円（791,900ドル×200人×100円＋500万円×16人）となる。一方、葉酸の食品強制添加にかかる費用には米国では400万ドル（葉酸購入費、機械改修費）が必要である[16]。わが国での葉酸の食品強制添加にかかる費用を米国の半分として見積もると、2億円に相当する。したがって、葉酸添加政策を実施した場合では、約157億円の経済的な純利益となり、医療費の削減効果があらわれる。

米や小麦粉などの主要穀類に葉酸を強制的に強化すると、神経管閉鎖障害に関連する二分脊椎をはじめとする先天異常の発症による死亡率の減少に寄与するだけでなく、社会全体における医療費の削減に寄与することが可能である。

2－2.葉酸の摂取

①わが国における葉酸摂取

厚生労働省（当時厚生省）は、2000年に妊娠予定の女性は、バランスのとれた食事と毎日400μgの葉酸を摂取すべきであると勧告した[9]。

わが国の妊婦における葉酸摂取量を調査し、報告を行った中埜と石井[17]によると、妊婦196人の食物摂取調査結果から妊娠前半の妊婦の平均葉酸摂取量は336μg/日、妊娠後半の妊婦の平均葉酸摂取量は376μg/日であった。また、2003年から2012年の間に国内に在住している1,254人の妊婦の葉酸摂取量を食事摂取調査によって調べた近藤ら[10,11]によると、1,254人の妊婦が食事から摂取した推定葉酸摂取量は300μg/日から350μg/日の間で推移していることが明らかとなった（図表4－5）。また、黒川ら[18]は、20-29歳代14人の妊婦では、331±90μg/日、30-39歳代25人の妊婦では、379±99μg/日であった。

女子大学生を対象に葉酸摂取量を調査した報告がいくつかある。20

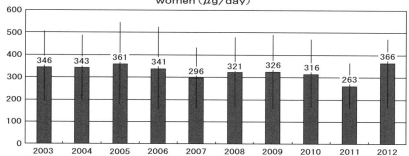

図表4−5　1日の葉酸摂取量

2003〜2012年の調査期間において、1,254人の妊婦が食事から葉酸を摂取した量は、300〜351μg/日の間で推移していた。

（Kondo A et al., 2017年[10]より）

歳から21歳の女子大学生244人を対象にした平岡と安田の調査[19]では、1日の推定平均摂取量は、190±71μg/日であった。19歳から21歳の女子学生45人を対象にした鈴木ら[20]では、223±105μg/日であった。さらに19歳から21歳の女子学生295人を対象として食物摂取頻度調査（FFQg）[21,22]を用いて調査を行った松尾ら[23]は、207±88μg/日であり、若い女性の推定葉酸摂取量は、ほぼ190μg/日から230μg/日の間で推移していることが明らかとなった。日本人の食事摂取基準2015[12]では、20-29歳代の推奨葉酸摂取量は、240μg/日であり、調査対象となった女子学生のうちの半数近い女子学生は、食事からの葉酸摂取量は推奨量に満たないことが推測された。

②食事由来葉酸の相対生体利用率

葉酸の基本構造は、狭義では、p-アミノ安息香酸にプテリン環が結合し、もう一方にグルタミン酸が結合しているプテロイルモノグルタ

図表4－6　プテロイルモノグルタミ酸（PGA）の構造式（C19H19N7O6 分子量＝441.40）

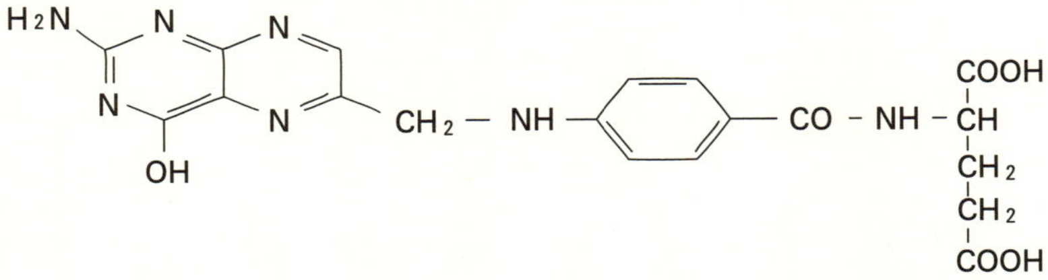

（日本人の食事摂取基準 2015[12] より引用）

ミン酸を基本骨格とした化合物である（図表4－6）。葉酸は、グルタミン酸が1個から数個結合している。広義には葉酸は、いくつかの補酵素型（還元型、一炭素単位置換型、ポリグルタミン酸型を含む）の総称名である。サプリメントとして使用される葉酸は、プレロイルモノグルタミン酸である。食品中に多く含まれるポリグルタミン酸型の補酵素型葉酸は、プレロイルモノグルタミン酸に比べて活性が加熱調理によって失われやすいことがわかっている。

　ほとんどのポリグルタミン酸型の葉酸補酵素型は、食品調理・加工過程および胃内の胃酸によってたんぱく質と遊離する。遊離したポリグルタミン酸型の葉酸補酵素型は、腸内の酵素によって消化され、5-メチルテトラヒドロ葉酸のモノグルタミン酸型となり、小腸から吸収される。ポリグルタミン酸型の補酵素型葉酸からモノグルタミン酸型の葉酸となる消化過程は、それぞれの食品ごとに異なる。また、一緒に食べ合わせる他の食品によっても影響を受ける。

　受動拡散によって血管内に輸送されたモノグルタミン酸型5-メチルテトラヒドロ葉酸は、ビタミンB_{12}を必要とするメチオニン合成酵素によって、テトラヒドロ葉酸に変換され、その後、細胞内に入る。

　食品中に含まれるポリグルタミン酸型の葉酸は、モノグルタミン酸

型の葉酸に形態を変換されなければならず、ポリグルタミン酸型の葉酸の相互生体利用率は、わずか50%である。厚生労働省が推奨するモノグルタミン酸型葉酸400μg/日を摂取するためには、食物に含まれている葉酸を800μg/日摂取する必要がある[11]。近藤ら[10]によって妊娠中の女性は、食事から300μg/日から350μg/日の葉酸を毎日摂取することが明らかとなったが、食事から葉酸を800μg/日摂取することは、ほとんど達成されていない。

葉酸のみならず、毎日の活動に必要なエネルギーや、さまざまなビタミン、ミネラル、繊維、タンパク質を補うために若い女性がバランスのとれた食事を摂取することは、重要であり、意義がある[23]。

③葉酸摂取を促進するための学習機会

医療、看護、栄養、保育課程の学生を対象に葉酸の認知と摂取量を調べた報告は数多くある。学習機会によって葉酸についての知識が増すことはすでに知られている[24]。

ドイツのザクセン・アンハルト州では、2004年3月から6月の間、15歳から21歳までの学生について6,000人（33校）の学生を対象に葉酸の知識と食習慣について調査を行った結果、4,332名（72%）がアンケートに回答し、61%の学生が「葉酸」について知っていると報告した。しかし、葉酸の生理的な機能を知っている学生は、ほとんどなく、葉酸を多く含む食品を知る学生は、わずか20%であった。しかし、学生の52%は、葉酸が妊娠中に必要であることを知っていた。また、ほとんどの学生は、妊娠中に薬物やアルコールを避けなければならないという知識を持っていたが、妊娠初期および妊娠中の葉酸摂取は、神経管閉鎖障害の発生を予防・低減することを知っていたのはわずか22%であった。

調査過程において、学校の生物学の授業では、ビタミンや妊娠に関する知識を学んでいるが、葉酸による先天異常の予防についての内容を含んでいないことが明らかとなった[25]。

　米国ノースカロライナ州の私立大学において、42人（18歳から24歳まで）の女子大学生を対象に葉酸摂取と葉酸および妊娠に関する知識についての調査を行ったHilton[26]によると、生徒の約30％がビタミンとしての葉酸を認知しており、葉酸を認知していると回答したなかの約60％の学生が、葉酸は二分脊椎を予防するという知識を持っていることを報告した。しかしながら、約70％の学生は葉酸についての十分な知識を持っていないことが明らかとなり、さらに、葉酸摂取が不十分な食生活を行っていることが調査から浮き彫りとなった。さらにHiltonは調査を進め、米国ノースカロライナ州西部の小規模なリベラルアーツ・カレッジの44人の女性大学生とその地域の保健医療部門の44人の女性メンバーについて葉酸の知識を調査した結果、全体の46％は、葉酸について認知しており、葉酸の認識と摂取に関しては、保健省職員と大学生の間に有意な差はないことがわかった[27]。また、保健省の職員の75％は、葉酸が心臓病や特定の癌の予防に重要であることを知っていた。一方、大学生は、葉酸が胎児の発育や健康に重要な役割を果たしていることを知っていた。保健省スタッフと大学生の葉酸に関する知識の違いは、社会的地位と葉酸教育の違いによるものであることが明らかとなった。

④食生活習慣の改善と葉酸摂取

　筆者らは葉酸の認知を高めるため、栄養・看護、医学課程の学生を対象として葉酸認知向上のための講義と葉酸意識調査および食物摂取頻度調査による葉酸摂取量の調査を行っている[28]。現時点までに栄養・

医療課程の大学・専門学校および高校の学生のなかで調査に協力し、回答を寄せた女子学生は、422人（平均年齢：19.7歳）となった。この女子学生422人の葉酸推定摂取量を食物摂取頻度調査（FFQg）[21, 22]によって推定した結果、全員の平均葉酸推定摂取量は、208 μg/日であった。必要量200 μg以上摂取している学生数は64％（270人）、推奨量240 μg/日以上摂取している学生は36％（152人）であった。同時に実施した食習慣アンケートの回答から、食行動・食態度・食意識に関係する質問について、葉酸推定摂取量との関係を調査した結果、次の3点が明らかとなった

①食行動では、健康づくりのために栄養や食事について「よく考えて食事をする」学生は、葉酸の摂取量が多い。②食態度では、欠食についての調査では、「欠食をしない」事が葉酸の摂取促進につながる。③意識では、野菜を食べることを「いつも心がける」ことが葉酸の摂取量増加につながる。

以上の結果から、葉酸の認知度と食生活と葉酸推定摂取量の調査では、葉酸摂取を促進するには、健康づくりのために栄養や食事についてよく考え、欠食をしない。特に朝食を欠食しない。また、野菜を食べようと心がけることが重要である。食習慣が葉酸摂取量に影響をおよぼすことを考慮すると、食行動、食態度、食意識を合わせた食習慣の意識向上が葉酸の摂取促進につながることが明らかとなった。

葉酸の認知を高めることのみならず、食習慣の意識を向上するための学習機会を設ける必要がある。特に葉酸は、妊娠1ヵ月前から妊娠3ヶ月までの間に400 μg/日を摂取すると、神経管閉鎖障害の発生を低減することがすでに知られている。食事性の葉酸として換算すると1日800 μgの葉酸を摂取する必要がある。しかしながら、食習慣の意識向上を行っても食事から1日800 μgを摂取することは困難と思われ

る。これらのことから、妊娠可能な状況にある女性は、葉酸サプリメントを1日400μg内服することが望まれる。

⑤葉酸摂取の安全性

　アメリカにおいて、葉酸サプリメントすなわち、プテロイルモノグルタミン酸強化食品を摂取している人の血清葉酸値が高いことが原因となる健康障害（悪性貧血のマスキング、神経障害など）の報告[29]において、過剰に摂取されたプテロイルモノグルタミン酸によって、①ビタミンB_{12}欠乏による悪性貧血のマスキング、②神経障害、③発がん性、が疑われたが、葉酸摂取が健康障害を引き起こすという報告はない。[11, 12, 16]

　ビタミンB_{12}欠乏による悪性貧血のマスキングについては、一般に食事において摂取する食品のなかで可食部100gあたりの葉酸含量が300μgを超える食品は、牛・豚・鶏のレバーを除き存在しないため、通常の食品を摂取している人では過剰摂取によってビタミンB_{12}欠乏による悪性貧血のマスキングが生じたという健康障害についての報告はない。[11, 12, 16]

　神経障害については、アメリカ・カナダでは、食事摂取基準に妊娠可能な女性において、神経管閉鎖障害の発症・再発の予防のために、受胎前後の3ヵ月以上にわたって、葉酸0.36～5mg/日のプテロイルモノグルタミン酸摂取を行っているが、摂取に関連した神経障害についての報告はない。[11, 12, 16]

　発がん性については、プテロイルモノグルタミン酸摂取に関連するがん発症リスクが疑われたが、約5万人を対象にしたメタ・アナリシスを行い、葉酸摂取とがん発症リスクの関連を調査した結果、長期にわたってプテロイルモノグルタミン酸を摂取しても、がん発症リスクは何ら変化しないことが報告され、葉酸摂取とがん発症との関係性は

否定された。[11, 12, 16, 30]

以上の調査結果から、葉酸摂取と、①ビタミンB_{12}欠乏による悪性貧血のマスキング、②神経障害、③発がん性、との関係が疑われたが、健康被害の報告はなく、葉酸摂取と健康被害の関係性は、否定された。[11, 12, 16]

【参考文献】

1) 平原史樹　クリニカルレクチャーシリーズ　3) 先天異常モニタリング：我が国と世界の取り組み　2007年、日本産科婦人科學會雜誌 59:N246-N250.

2) クリアリングハウス　国際モニタリングセンター日本支部ホームページ　https://www.icbdsrj.jp/index.html（2018年1月10日接続確認）

3) 安田峯生、山田重人（訳）　ラングマン人体発生学第11版（原著第13版）第9章　先天異常と出生前診断　2016、メディカル・サイエンス・インターナショナル　東京

4) 厚生労働省　OECDテストガイドライン　OECD毒性試験ガイドライン翻訳版　生殖毒性試験　2017、http://www.nihs.go.jp/hse/chem-info/oecdindex.html（2018年1月10日接続確認）

5) 栢森良二　サリドマイド物語　1997、医歯薬出版　東京

6) Czeizel AE, Dudás I. Prevention of the first occurrence of neural-tube defects by periconceptional vitamin supplementation. 1992, N Engl J Med 327:1832-1835

7) Berry RJ. Li Z. Erickson JD, Li S, Moore CA, Wang H, Mulinare J, Zhao P, Wong LY, Gindler J, Hong SX, Correa A. Prevention of neural-tube defects with folic acid in China. 1999, N Engl J Med 341:1485-1490

8) Stevenson RE, Allen WP, Pai GS, Best R, Seaver LH, Dean J, Thompson S. Decline in prevalence of neural tube defects in a high-risk region of the United States. 2000, Pediatrics 106:677-683

9) 厚生労働省（当時厚生省）　神経管閉鎖障害の発症リスク低減のための妊娠可能な年齢の女性等に対する葉酸の摂取に関わる適切な情報提供の推進について　2000、児母第72号、健医地生発第78号

http://www1.mhlw.go.jp/houdou/1212/h1228-1_18.html（2018年1月10日接続確認）

10）Atsuo Kondo, Takuya Matsuo, Nobuhito Morota, Atsuya S. Kondo, Ikuyo Okai, and Hiromi Fukuda. Neural tube defects:Risk factors and preventive measures. 2017, Cong Anom 57:150-156

11）近藤厚生、師田信人、岡井いくよ、山本憲朗、近藤厚哉、渡邉智之　神経管閉鎖障害：葉酸摂取による予防　2018. ビタミン 92: 1-17

12）厚生労働省　日本人の食事摂取基準（2015年版）　葉酸　2015、第一出版社、東京、215-219, 243
http://www.mhlw.go.jp/file/05-Shingikai-10901000-Kenkoukyoku-Soumuka/0000067134.pdf（2018年1月10日接続確認）

13）Food Fortification Initiative.
http://www.ffinetwork.org/index.html（2018年1月10日接続確認）

14）Philippe De Wals, Fassiatou Tairou, Margot I. Van Allen, Soo-Hong Uh, R. Brian Lowry, Barbara Sibbald, Jane A. Evans, Michiel C. Van den Hof, Pamela Zimmer, Marian Crowley, Bridget Fernandez, Nora S. Lee, and Theophile Niyonsenga. Reduction in neural-tube defects after folic acid fortification in Canada. 2007, N Engl J Med 357:135-142

15）Chen LT and Rivera MA, The Costa Rican experience: reduction of neural tube defects following food fortification programs. 2004, Nutr Rev 62:S40-S43

16）Scott D. Grosse, Robert J. Berry, J. Mick Tilford, James E. Kucik, Norman J. Waitzman. Retrospective assessment of cost savings from prevention: Folic acid fortification and spina bifida in the U.S. 2016, Am J Prev Med 50（5S1）: S74-S80.

17）中埜拓、石井恵子　日本人の妊婦・授乳婦の食品および栄養摂取に関する実態調査　2004、栄養学雑誌 62:103-110

18）黒川通典、黒川浩美、今井佐恵子、今本雅恵、奥田豊子　給食対象者の栄養アセスメントとしての微量栄養素摂取量―妊婦における葉酸・カルシウム・鉄摂取の現状―　2010, Trace Nutrients Research 27:74-80

19) 平岡真実、安田和人　女子大学生のビタミンB_{12}、葉酸栄養状態について―血清ビタミンB_{12}、葉酸濃度の分布範囲―　2000、ビタミン　74:271-280
20) 鈴木和、東根裕子、伊藤良子、山田幸子、小関佐貴代、奥田豊子　若年女性の葉酸摂取状況　2002、微量栄養素研究 19:59-66
21) 吉村幸雄　エクセル栄養君Ver.6.0　2011、建帛社、東京
22) 吉村幸雄、高橋啓子　エクセル栄養君Ver.6.0アドインソフト　食物摂取頻度調査 FFQg Ver.3.5　2011、建帛社、東京
23) 松尾拓哉、竹森久美子、鍛冶彰子、渡邊敏明　女子学生の食習慣が、微量栄養素（亜鉛、ビオチン、葉酸）の摂取量におよぼす影響　2017, Trace Nutrients Research 34:59-65
24) 松尾拓哉　学生における葉酸教育　2009、ビタミン　83:277-286
25) Pötzsch S, Hoyer-Schuschke J, Seelig M, Steinbicker V. Knowledge among young people about folic acid and its importance during pregnancy:a survey in the Federal State of Saxony-Anhalt (Germany). 2006, J Appl Genet 47:187-190
26) Hilton JJ. Folic acid intake of young women. 2002, J Obstet Gynecol Neonatal Nurs 31:172-177
27) Hilton JJ. A comparison of folic acid awareness and intake among young women aged 18-24 years. 2007, J Am Acad Nurse Pract 19: 516-522
28) Takuya Matsuo, Yukiko Kagohashi, Yasuko Senga, Hiromi Fukuda, Keiko Shinozaki, Kumiko Takemori, Hiroki Otani, and Atsuo Kondo Survey on awareness of folic acid recognition and intake by female students. 2017, Congenital Anomalies 57:166-170
29) Smith AD. Folic acid fortification:the good, the bad, and puzzle of vitamin B_{12}. 2007, Am J Clin Nutr. 85:3-5
30) Vollset SE, Clarke R, Lewington S, et al. Effects of folic acid supplementation on overall and site-specific cancer incidence during the randomised trials: meta-analyses of data on 50,000 individuals. 2013, Lancet 381:1029-36

第5章
近年増加している心の兆候と道徳教育
（国連・子どもの権利委員会からの提言より）

平塚儒子

1. 増加傾向にある心の兆候

1-1. 戦後の学校教育の学習指導要領の変遷

　日本において1951（昭和26）年は戦後の学校教育は、デューイの子どもの興味・関心を体験を通して実施する教育内容であって、個性化・強調性を図る直接体験の「生活単元学習の学習指導要領」であり、1955（昭和30）年の高校における知育偏重を避ける目的で「学習指導要領改訂」が行われ、経験主義カリキュラムに対し教育現場から不安があがった。

　学力調査の結果において、学力低下が指摘されて、全教科の経験主義や単元教育に偏重した流れを見直し、1960（昭和35）年教科の系統性を重視し、基礎学力の向上を目指す学習指導要領は改訂された。この時期は高度経済成長に入り、科学技術に重点がおかれた時代であった。1960（昭和30）年代に入って、アメリカ、ソ連の人工衛星の成功に衝撃を受けて、教育内容も現代化と高度化が高まり、1970（昭和45）年の学習指導要領改訂では、内容の多い指導要領となった。1970年代後半は高校進学率が90％を超え、ほとんどの中学生が入試競争に入り、高校の新設も相次ぎ、学校間のランク競争が激化して、管理主義教育や内申書教育によって歪め、集団ヒステリー的な「校内暴力・いじめ」が起こった。

　1975（昭和50）年前後に「詰め込み教育」や「落ちこぼれ」といった教育問題が社会問題となってきたので、学習内容を厳選して、「人間性豊かな児童・生徒を育てる」ことが教育の重要な要素が必要となり、1978（昭和53）年学習指導要領の改訂があった。

ところが、1980（昭和55）年代教育において、高度経済成長で経済的な豊かさがある程度達成された。しかし価値観や生活スタイルが多様化し始めたなかで、「いじめ」「不登校」「校内暴力」といった「人間性豊かな児童・生徒を育てる」とはかけ離れた教育問題が表れ、この問題に対して、個性を尊重し、自ら学ぶ意欲や主体的な学習の仕方を重視し、体験的な学習や問題解決を取り入れ、1989（平成元）年学習指導要領改訂では学習内容を削減するに至り、関心・意欲・態度を育成する「新学力観」への転換を図った。

　戦後の学校教育を推し進めた原則は経済社会の要請であり、高校・大学において理工系分野の拡大、教育水準の向上の「効率」と、進学要求の高まりで、教育機会の拡充・均等を促進したのは「平等」であった。最近になって教育の在り方を「共生」教育が中軸原則になってきた。

　1990年代半ば以降に、「校内暴力」や「いじめ」が再び増加し、「不登校」も増加し続け、学級崩壊も生じた。少年の凶悪犯罪、1997年の神戸児童殺傷事件「酒鬼薔薇事件」や「17歳事件」のこうした事件がマスコミを賑わした。1995年には学校でいじめ問題の対策が図られ、1996年には不登校8万人を超えた。1998年栃木県の中学生が学校で、教師を刺殺する。完全週5日制の移行する1999（平成11）年に、「ゆとりの中で生きる力を育成する」ことが基本的となって、学習指導要領の改訂は、「総合的な学習の時間」や「選択教科」の増加によって、教育内容はさらに削減され、教育現場からの批判が出たのである。

　2003年（平成15）年学習指導要領の一部改正があり、この要領に示していない内容を加えて指導することも可能となる基準が明確化された。

　近年、国際的な学力調査の結果が公表され、全国学力・学習調査で、

第5章　近年増加している心の兆候と道徳教育　139

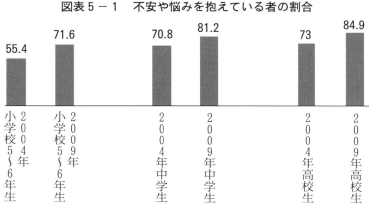

図表5－1　不安や悩みを抱えている者の割合

厚生労働「全国家庭児童調査」により作成

学力向上が重要課題とされて、「確かな学力・豊かなこころ・健やかな体」の3本柱に「生きる力」を重視して、学習内容を見直し、時代の流れに沿った知識基盤社会に対応できる育成が「学習指導要領の改訂」となった。2012（平成24）年には、小・中・高の「いじめ」は14万件となって、桜宮高校バスケット部の高校2年生は体罰で自殺したのである。

　親との関わりにおいて、平成25年版子ども・若者白書によると、18歳未満は1週間の会話時間が父親と会話する時間、4時間以下（31.8％）が最も多く、母親と会話する時間は、10～19時間（20.1％）であった。スポーツを一緒にする親子は小学生で2割弱、中学生で1割弱、高校生で1割以下である。図表5－1は、厚生労働省の不安や悩みを抱える児童・生徒の2004年から2009年にかけて増加の傾向を示している。

　内閣府は、平成19（2007）年度から、11月の第3日曜日を「家族の日」、その前後各週間を「家族の週間」と定めて、この期間を中心に、関係府省や地方公共団体、関係団体と連携して、「生命を次第に伝え

育んでいくことや、子育てを支える家族と地域の大切さ」を呼びかけている。

1－2. サーカデアンリズム（概日リズム）と、睡眠と心や体の影響

　日中に体を使ってよく遊んだ子ども達は、夜になるとぐっすり眠る。子ども時代は、太陽が昇ると早く起き、夕陽を見ながらカラスの声とともに家に帰る、そして家族とともに食事をして風呂に入り、歯磨きをして夜9時には寝るのが日常であった。眠りについて、「セロトニン」が分解されると眠りを促進する「メラトニン」睡眠物質となる。「セロトニン」は朝の目覚めをうながす役割を持っている。そのためにセロトニンが不足するとすっきりと起きることできなくなる。メールに一喜一憂して深夜に及ぶ活動をする若者や深夜勤務を余儀なくされた生活で、セロトニンが不足すると、すっきりと起きることができなくなり、夜のメラトニンの量が減り、睡眠の質も悪くなる[1]。

　平成25年版の子ども・若者白書によると、平成23（2011）年の平日の平均就寝時刻は小学生（10歳以上）21時57分、中学生22時55分、高校生23時42分、その他の在学生0時37分である。人は眠りにつくと、まずノンレム睡眠に入り、次にレム睡眠に移行し、レム睡眠とノンレム睡眠は、約90分周期で一晩に4～5回、一定のリズムでくりかえされる。眠り始めの3時間の間は大人でも成長ホルモンが分泌され、細胞の修復や新陳代謝に用いられる。レム睡眠中は海馬がシータ波という脳波を出して「情報の脳内再生」を、ノンレム睡眠中は大脳皮質がデルタ波を出して「記憶の保存作業」を行っていることが解っていて、睡眠中に記憶の「整理」と「定着」交互に行われている。

　人は夜に寝て、朝起きる規則正しい生活リズムを、生物学的にサーカデアンリズムと呼ばれる。1980年代になると、朝から体温が上がら

ず1時間目の授業から「生あくびをする」ような低体温児が増えてきて体の不調と基本的な「運動能力の低下」、「反射神経や自律神経系」に問題が指摘され、今日では「落ち着きがない」「不器用」「衝動的」「友達とのかかわりが上手くできない」「キレやすい」などの、「行動面」や「社会性」の崩れやゆがみが取り上げられるようになったことは、木村順が著している[2]。そこで、日本人の1日当たりの睡眠時間は時系列変化で、1日当たり平日で1995年で7時間27分、2010年で7時間14分と減少傾向にあり、サーカデアンリズムが乱れると、睡眠障害が生じるとされることは、篠原伸禎が著している[3]。

人の松果体では、体内時計を調節するメラトニンというホルモンを血液中に分泌しているが、光刺激によって分泌が抑制されることによって、体温が上昇し体は目覚める。夜遅くまでおきている"夜型人間"が多い、サーカデアンリズムが崩れると「寝つきが悪い」「眠っても疲れが取れない」といった睡眠障害は「疲労」や「不眠」といった症状に襲われる。そこで「寝つきの悪さ、眠りの浅さ」は「行動面」や「社会性」の崩れや歪みと優位な差があった。

①「寝つきの悪さ、眠りの浅さ」と、「気が散りやすく、一つのことに集中できない」関係において、「気が散りやすい、一つのことに集中できない」者は、寝つきが悪く、眠りが浅い者67.0％は、寝つきが良く眠りが浅くない者50.0％よりも多かった。一方、「気が散らない、一つのことに集中できる」者は、寝つきが良く、眠りが浅くない者48.9％は、寝つきが悪く、眠りが浅い者32.1％よりも多かった（図表5－2）。

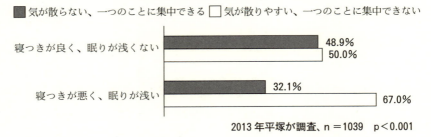

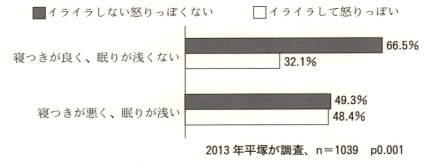

　②ノルアドレナリンは「怒りのホルモンと呼ばれ」て、また「警告ホルモン」とも呼ばれている。ノルアドレナリンが過剰に放出されると、ナチュラルハイ（躁状態）、意味なき怒り、血圧上昇、血糖上昇に繋がる。

　寝つきの悪さ、眠りの浅さと、イライラし怒りっぽい関係において、「イライラして怒りっぽい」者において、寝つきが悪く、眠りが浅い者48.4％は寝つきが良く眠りは浅くない者32.1％よりも多かった。「イライラしない怒りっぽくない」者では寝つきが良く眠りは浅くない者66.5％は、寝つきが悪く、眠りが浅い者49.3％が多かった（図表5−3）。

第5章　近年増加している心の兆候と道徳教育　143

図表5−4　寝つきの悪さ、眠りの浅さと、"無気力・無関心・意欲"の関係

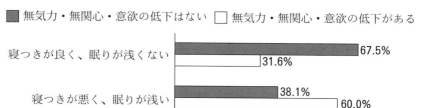

2013年平塚が調査、n＝1039　p0.001

　③ノルアドレナリンが不足すると、無気力、無関心、意欲低下、判断力の低下と、寝すぎなどの、うつ状態に陥ってしまい、とりわけ戦うべきか、逃げるべきかの判断ができなくなり、ストレスフルの状態となり、間違った判断をして、衝動的に自殺を試みてしまう。寝つきの悪さ、眠りの浅さと、無気力・無関心・意欲の関係において、無気力・無関心・意欲の低下のある者は60.0％は、寝つきが良く、眠りは浅くない31.6％よりも多かった。一方、無気力・無関心・意欲の低下のない者では、眠りがよく、眠りが浅くない67.5％は寝つきが悪く、眠りが浅い者38.1％よりも多かった（図表5−4）。

　④寝つきの悪さ、眠りの浅さと、集中力と記憶力の関係では、睡眠中に記憶の「整理」と「定着」が交互に行われている[4]。中枢神経系で、ノルアドレナリンが分泌されると、意識がはっきりと覚醒し、集中力や記憶力が増す[5]。寝つきの悪さ、眠りの浅さと集中力と記憶力の関係において、「記憶力が劣っている者」では、寝つきが悪く、眠りが浅い者72.1％は、寝つきがよく、眠りは浅くない者60.8％よりも多く、一方、「集中力と記憶力は劣っていない」者では、寝つきが良く、眠りは浅くない者38.4％は、寝つきが悪く、眠りが浅い者26.5％よりも多かった（図表5−5）。

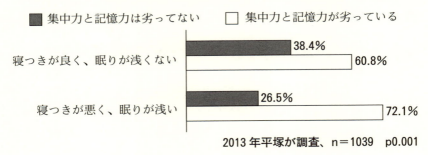

図表5-5 寝つきの悪さ、眠りの浅さと、"集中力と記憶力"の関係

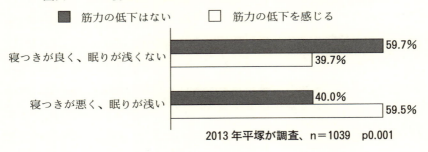

図表5-6 寝つきの悪さ、眠りの浅さと、"筋力の低下"の関係

⑤サーカデアンリズムを調整するため、成長ホルモンを分泌させて骨や筋肉を成長させるために、体と脳を休めるためである。寝つきの悪さ、眠りの浅さと、筋力の低下の関係 において、「筋力の低下を感じる」者では、寝つきの悪い者は59.5%は寝つきがよく、眠りが浅くない者39.7%よりも多い。一方、「筋力の低下のない」者においては、寝つきがよく、眠りが浅くない者59.7%は、寝つきが悪く、眠りが浅いもの40.0%よりも多かった（図表5-6）。

１－３．最近増加する心の兆候

　教育を考えてみると、子どもの自己実現を助けることであり、また自己判断力と自己決定権を持つ個人に対して教育が行われる。教育の目的は一人ひとりの子どもを社会の進歩発達の担い手に育てることである。社会が近代化・複雑化することによって、もたらす矛盾が、生理的・心理的に負担を与えることである。

　社会心理学のストレスの分類として、①カタストロフィ「災害や戦争など個人の力の出来事による心理的な負担であり、地震による家屋の損壊や知人の怪我によるストレス」、②ライフイベント「進学、出産、肉親の死、など誰の人生にも起こる大きな緊張やプレシャーを強いるストレス」③日常的苛立ちごと「一つ一つの些細な出来事の日常的苛立ちである。それが長時間にわたるとストレスにつながる」些細な原因が引き起こすストレスが不眠などの影響として出現し、さらに心身に強いダメージを与える。

　近年、少子化は労働人口の減少につながり、社会保障増加、女性の再就職の不利な条件で、生活に疲れ果てた親は感情を統制できなくなって、家族依存から脱却しきれない精神的に未熟な親となっている社会では子どもの養育は容易なことでない。日本社会が急に激変する潮流のなかで、社会をどう捉えて、子ども達を社会の責任としてどう育てるか、育成のために何が必要であるかが重要である。

　心や体への物理的・社会的に脅威を察知すると、脳は体にストレス反応を起すアドレナリンを分泌させて怒りを生み出す。我々は日ごろ、相手の表情から、感情を読み取り気持ちを理解するために、大脳辺縁系が役割をはたしていて、「扁桃体」は快・不快を判断し、喜怒哀楽の感情をつかさどる部位であり、左脳側は、言葉を使って感情を刺激

図表5-7　怒りに関わる、脳の中心部にある大脳辺縁系にある扁桃体

1．帯状回
2．乳頭体
3．脳弓
4．海馬
5．扁桃体
6．嗅脳
7．嗅索

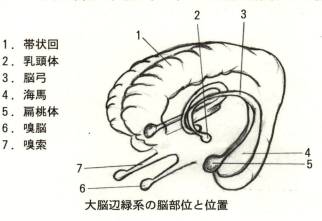

大脳辺縁系の脳部位と位置

し、右脳側は漠然とした感情が刺激される。「扁桃体」の働きが低下すると相手の表情から感情が読み取れなくなる（図表5-7）。

図表5-8の近年増加している心の兆候において
　①"のめり込みとこだわりのある傾向のある"者の最多は1985（昭和59）～1989（平成元）年の49.5％である。
　②"ストレス耐性が低く、心配性で不安感に捉われる"者の最多は1990（平成2）～1994（平成6）年の37.2％である。
　③"物事の善悪や後先を考えずパッと行動し変わる"者の最多は1990（平成2）～1994（平成6）年の30.5％である。
　④"注意欠陥があり気が散りやすく、集中できない"者の最多は1960（平成2）～1964（平成6）年の23.2％である。
　⑤"キレやすく、激しやすい、直ぐにカッとなる、イライラする"者の最多は1950（昭和25）～1959（昭和34）年の最多は18.1％である。
　⑥"持続的な多動、落ち着きなくそわそわしている"者の最多は1990

（平成 2 ）～1994（平成 6 ）年15.2％である。

⑦"不登校・引きこもりの経験のある"者の最多は1990（平成 2 ）～1994（平成 6 ）年15.2％である。

急激な社会変動から起きる出生年代ごとの心の兆候について

　①の"のめり込みとこだわりのある傾向のある"者の最多は1985（昭和59）～1989（平成元）年の49.5％で、次いで1990（平成 2 ）～1994（平成 6 ）年は41.5％、1980（昭和55）年～1984（昭和59）年は37.8％であった。

　1986年から91年は、バブル経済となり、マネーゲームが社会現象となり、土地の価格は上がり続け、転売を目的とした「土地転がし」が横行し、東京都心の地価は 3 ～ 4 倍にも達した。後に実態を伴わない泡のような好景気は破綻する運命にあった。景気後退の兆しは1990年（平成 2 ）年代初め頃から見え始め、続いて地価の下落も始まり、バブル経済は跡形もなく崩壊した時代であった。

　②の"ストレス耐性が低く、心配性で不安感に捉われる"者の最多は37.2％で、③"物事の善悪や後先を考えずパッと行動し変わる"者の最多の出生30.5％、⑥の"持続的な多動、落ち着きなくそわそわしている"者15.2％、⑦の"不登校・引きこもりの経験のある"者15.25、これらは1990（平成 2 ）～1994（平成 6 ）年の最多の出生年代である。

　この頃、インターネットは軍事利用目的から開発が進められ、日本では「Windows95」が発売された。この1995年は、人々の生活や文化、ビジネスシーンなどを劇的に変化させた。その一方で90年（平成 2 ）には結婚しないかもしれない症候群が表われ、91年には、湾岸戦争、ソ連が崩壊して、国内ではバブルの崩壊があって、リストラがはじまり、児童生徒の保健室登校が現れて、92年には不登校の児童・生徒数は増大し、いじめ問題、ドメスティックバイオレンスという言葉

が定着したのである。日本は94年に子どもの権利条約が発効された。

　④の"注意欠陥、気が散りやすく、集中できない"者の最多は1960（昭和35）〜1964（昭和39）年頃は、経済は特需景気で戦前の水準まで回復した、安価で質の高い労働力に支えられて、西側世界第2位の経済大国へと成長した日本であった。1961年（昭和36）年以降には、高度経済成長が到来し核家族が進み、深刻な労働不足が生じた。一方、児童・生徒は学校に「行きたいが、行けない」状態の子ども達が現れた。なお、1969（昭和44）年頃から「カギっ子」が現れ、シンナー遊びで死者が出る、授業についていけない「おちこぼれ」が半数近くにまで増加して、遊び方非行も現れるようになった。1973（昭和48）年には、第1次オイルショックがあり、マイホーム主義がはびこったものの、実質的には仕事至上主義で父母は給料稼ぎに追われ、家に取り残された子ども達が増えた。両親は仕事疲れのために、子ども達と対話をする時間が減少し、子ども達にとっての話し相手はテレビとなり、高校進学率は90％を超えるようになり高校の格差が表れた。

　⑤の"キレやすく、激しやすい、直ぐにカッとなる、イライラする"者の最多は1950（昭和25）〜1959（昭和34）年の18.1％である。その後は低下の傾向を示しているものの、1990（平成2）〜1994（平成6）年は17.7％と上昇の傾向になっている。1945（昭和20）年は戦災による「引き上げ孤児」や「浮浪児」、貧困によらない「非行」も現れた。1950（昭和28）年新制中学の卒業生を出した。1954（昭和29）年長欠児童生徒は全国で「28万人」、「集団就職」により農村から金のたまごと呼ばれた青少年は都会に出ていく一方で、青少年問題としてヒロポンが社会問題となった。

　現代のストレスフルに対して、ストレスと向き合う平常心をつくるには、ストレスは脳の前頭連合野が受け止めており、セロトニンが十

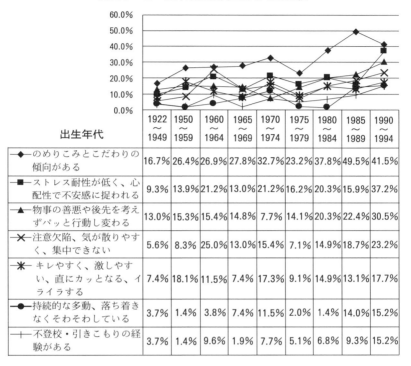

図表5－8　近年増加傾向にある心の兆候

出生年代	1922〜1949	1950〜1959	1960〜1964	1965〜1969	1970〜1974	1975〜1979	1980〜1984	1985〜1989	1990〜1994
◆のめりこみとこだわりの傾向がある	16.7%	26.4%	26.9%	27.8%	32.7%	23.2%	37.8%	49.5%	41.5%
■ストレス耐性が低く、心配性で不安感に捉われる	9.3%	13.9%	21.2%	13.0%	21.2%	16.2%	20.3%	15.9%	37.2%
▲物事の善悪や後先を考えずパッと行動し変わる	13.0%	15.3%	15.4%	14.8%	7.7%	14.1%	20.3%	22.4%	30.5%
×注意欠陥、気が散りやすく、集中できない	5.6%	8.3%	25.0%	13.0%	15.4%	7.1%	14.9%	18.7%	23.2%
＊キレやすく、激しやすい、直にカッとなる、イライラする	7.4%	18.1%	11.5%	7.4%	17.3%	9.1%	14.9%	13.1%	17.7%
●持続的な多動、落ち着きなくそわそわしている	3.7%	1.4%	3.8%	7.4%	11.5%	2.0%	1.4%	14.0%	15.2%
＋不登校・引きこもりの経験がある	3.7%	1.4%	9.6%	1.9%	7.7%	5.1%	6.8%	9.3%	15.2%

分に分泌されて、クールな脳と安定した心を保つことで、ストレスと向き合うことが可能になるとされる。

　脳のセロトニンは、ドーパミンやノルアドレナリンの分泌を抑制し、心を平静に保ってくれるセロトニンを増やすことである。

　栄養にも気を配り、セロトニン生成には、トリプトファンとビタミンB_6、マグネシウムが必要である。また、太陽の光がセロトニン回路を活性化させ、心身に良好な状態に保つためには、日光を浴びること、2,500ルクス以上の照度が必要である。室内照明は1,000ルクスほどしかないので、自然光を浴びるようにと木村昌幹は示唆している[6]。

リズム運動もセロトニン回路の活性化に役立ち、規則的に体を動かすこと、ウォーキングや呼吸や咀嚼もリズム運動に入るとされる。

1-4. 教育病理と社会的病理現象について

1970（昭和45）年代後半は世界中で最も高学歴化した社会になった時期に、高校進学率が90％を超えたにもかかわらず、「病理的」問題は「校内暴力」や「対教師暴力」「いじめ」「不登校」は「教育病理」であり、学校教育の特徴は「校内暴力」と「対教師暴力」は管理主義教育と受験体制のプレシャーであり、「いじめ」は受験体制のプレシャーとゆとりのない画一的・管理的な教育であって、「不登校」ではゆとりのない画一的な教育といじめに象徴される学校での人間関係の歪みであると藤田英典が著している[7]。

「不登校」の問題は中・高生のみではなく大学生においても同様であり、学業以外の社会的活動は保たれていても、学業には無気力になり、留年しがちで、人生の選択から逃げようとしているように見える。しかしながら「不登校」の問題は、注意欠陥・多動性障害（ADHD）、や高機能広汎性発達障害（HFPDD）は、「人間関係」の関係性が良好といえない状況であり、行動や感情を場面や状況に合わせて、適切にコントロールができないので、積極的な倫理的行動をとることに困難があり「いじめ」の対象になりうる。

近年、子ども達は両親との間で育てられている態度を先生にも向けている。もし両親が責任を避けがちで、約束をすぐ破る人だと子どもは先生に同じような態度をとるものと予想する。ある子どもに根本的な信頼感が欠けているように思えるのは、両親に関わる問題を先生に投影しているからであるとFrances G. Wickesが示唆している[8]。

一方で最近、電車の中で「キレる」人が朝ではなく、夜の帰宅時に

怒りをコントロールできずに、ノルアドレナリンはストレス等を受けて脳を興奮させている場に遭遇する。左脳は攻撃、右脳は逃避にかかっている報告されていて、左の扁桃体が過剰に活性化しているのが境界型人格障害、「キレる」ことが多いとされる[9]。

感情を爆発させてしまう「キレる」状態の若者、ついに老人でも見かけることがある。

①キレやすく、激しやすく、すぐに収まる癇癪

一時的に我を失う、「すぐにカッとなるか、常にイライラしている。気が短い」者は1922（大正11）〜1942（昭和17）年生まれでは7.4％であったが、1990（平成2）〜1994（平成6）年出生では17.7％と増加の傾向にある。

②−1　ADHD＝注意欠陥・多動性障害の発症には

ドーパミンが関わっていると考えられている。幼児は一般に多動であり、不注意も多い。どこからADHDとするか、どこから社会性の未熟や自律障害にするかは困難である。

"持続的な多動のある"者と、"注意欠陥、気が散りやすい"者の兆候について、クロス集計の結果有意な差のあったものは図表5−9のごとくである。"持続的な多動、いつも落ちつきがなくそわそわしている"者の最多は、「まとめられない、課題を達成できない」「のめり込みと、こだわりの傾向がある」「物事の善悪や後先を考えず思いつきでパッと行動し、変わりやすい」「ストレス耐性が低く、ひどい心配性で、不安感にとらわれる」「何をしてよいか決められない」「キレやすく、すぐにカッとなる、イライラしている」「依存性や嗜癖行動におぼれる」「会話のキャッチボールができない」「対人関係が苦手

図表 5 − 9　持続的な多動のある者と、注意欠陥、気が散りやすい者の兆候の関係

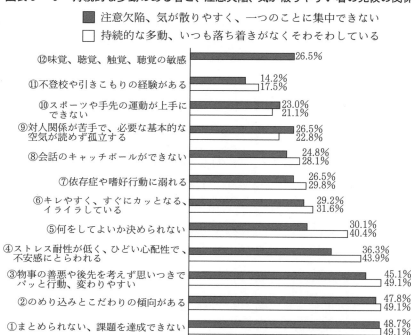

2014年大阪府の中・高・大学生に対して平塚が調査　N＝731

で、必要な基本的な空気が読めず孤立する」「スポーツや手先の運動が上手にできない」順で、最少は「不登校や引きこもりの経験がある」者であった。

　一方、"注意欠陥、気が散りやすく、一つのことに集中できない"者では、味覚、嗅覚、触覚、聴覚の過敏がさらに加わり有意の差があった。

　発達障害の定義は、平成16年に制定された「発達障害支援法」によって定められ、WHO（世界保健機関）の国際疾病分類第10版「ICD-10」の基準に準拠している。

　発達障害とは自閉症、アスペルガー症候群その他の広汎性発達障害、

学習障害、注意欠陥多動性障害その他これに類する脳機能の障害であって、その症状が通常低年齢において発言するものとして政令で定められているものをいう。同法の施行について、文部科学省から神経系「てんかんなどの中枢神経系の疾患の後遺症が、上記の障害を伴うものである場合においても、法の対象とするものである」。

　ADHDについては、遺伝子の研究からも、シナップス感隙に放出されたドーパミンを再取組みする「ドーパントランスポータ」やニューロンの表面上でドーパミンを受け取る「ドーパミン受容体」の異常の報告がされている。しかしドーパミンの働き過ぎがADHDの症状を引き起こしているのか、あるいはその逆なのか、また、そのような状態はどこの異常で引き起こされているのかといった明らかな原因については、まだわかっていない。

　「持続的な多動、いつも落ち着きがなくそわそわしている」者は、1922〜1949年の出生者は3.7％であったが、1965〜1974年11.5％と高く、1990〜1994年15.2％と高い傾向を示した。また、「注意欠陥、気が散りやすく、一つのことに集中できない」者は1922〜1949年の出生者は5.6％で、1960〜1969年25.0％と高い値で、1990〜1994年では23.2％とやや低下していた。なお、「物事の善悪や後先を考えずに思いつきで、パッと行動して、変わりやすい」者は1922〜1949年の出生者は13.0％で、1990〜1994年では30.5％と上昇した。

　ADHDの男女比は3：1で男に多く、脳の機能障害であり、シナップスでの機能効果を目的としてリタリン（ritalin:methyl phenidate）を投与されることが多い。治療には意欲や自身を持たせる遊びや作業、両親を子どものサポーターとして教育するペアレント・トレーニングなどがある。学校では叱責を受けやすく、反抗や不登校に発展させない二次障害への対応が必要である。

②-2　発達障害の高機能広汎性発達障害（HFPDD）について

　日本人は五感を通して日本の文化の情緒性を自然界の認知で育成されてきた。文部科学省、農林水産省、環境省は、直接の自然や人・社会的活動を通して五感を学ぶ取組みを求めているが、活動ができる自然環境が少ない、そこで、自然体験者は1998（平成10）年から2009年（平成21）年に、活動の参加率が低下の傾向にあると表わしている。

　HFPDDの若者は、言語発達やコミュニケーションの障害が、PDDに比べて軽微であるとされて、障害の存在に気づかれにくく、通常学級に在籍している。

　一方、自然の温度感覚や触覚の過敏者は、汗をかいたり、冷え性になったりして、制汗剤を使いつつ、講義中の教室のエアコンの設定温度を頻繁に切り替える学生が現われている。なお、学内の実習においても、自身に触れられることには、きわめて過敏性を示している。

　上野一彦らは高機能広汎性発達障害（HFPDD）者の五感の知覚過敏（聴覚、触覚、視覚、味覚、嗅覚）を表している[10]。

　神経学的生殖実験においては、ヒトの中枢神系は受精20〜25週で催奇形の発生があり、出生後の1〜2歳まで神経系は成長しネットワークをつないでいる。この期間は重要な器官発生期にあり、近畿大学医学部第1解剖学・発生学の谷村・松尾らによって、催奇形性のカビ毒と電撃回避試験（ストレス）5秒間の繰り返し実験を行い発表した。

　五感の知覚過敏の出生年代の出現は1940年代から1990年代の出生者は3倍の増加の傾向にあって、遺伝疾患とは異なる増加傾向であると考えられる。

　成田奈緒子によると「発達障害」は遺伝子のわずかなミスや胎盤を通して入ってきた催奇形性物質が設計ミスの原因と著している[11]。

図表 5 −10　味覚や嗅覚、触覚、聴覚の過敏がある日本人の出生年代推移

■味覚や嗅覚、触覚、聴覚の過敏がある　□味覚や嗅覚、触覚、聴覚の過敏はない

出生年	過敏がある	過敏はない
1949〜1939	5.5%	94.5%
1959〜1950	5.6%	94.4%
1969〜1960	11.2%	88.8%
1979〜1970	11.3%	88.1%
1989〜1980	15.0%	85.0%
1999〜1990	16.5%	82.9%

2014 年日本人に対し平塚が調査　N＝732

　特殊感覚である五感の知覚過敏との関係において、「注意欠陥」と「気が散り集中できない」「課題を纏められない」「モラトリアム状態」「キレる」「達成できない」、さらに、五感の知覚過敏（聴覚、触覚、視覚、味覚、嗅覚）によって「ストレス耐性が低く、パニックに陥る」、精神的疲弊により「不登校」や「引きこもり」者は知覚過敏のない者に比し有意に高く表現されている。その原因は先天性異常と推測される。

　結果、知的レベルの低くない知覚過敏"味覚や嗅覚、触覚、聴覚の過敏がある"者の出生年代推移において、1949〜1939年は5.5％であったが、1999〜1990年では16.5％と増加の傾向にあった（図表5−10）。

　大脳皮質は五感の発達ができて発達する。神経系が上手く生きていくには外界からの刺激を正しく感知し、すばやく反応する感覚器の存在が必須条件であり、身体が感じる情報は目、耳、鼻、舌、皮膚から伝えられ認識される。脳からの状況判断なしに五感を感じることはないのである。感覚とは一時感覚野までであり、知覚はその先を担当している。知覚とは入力された刺激を過去の記憶と関係づけて意識するものとされる。

図表 5－11

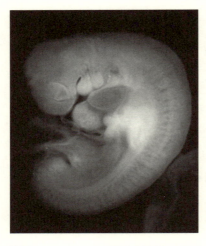

人体の発生において、ヒト胚の頭部約5～6週に、前脳から（大脳）・中脳・菱脳のふくらみが見られる。

第1週　：受精、卵割、着床
第2週　：胚葉形成、軸形成
第3週　：神経管形成、体節形成
第4-5週：咽頭弓形成、感覚器形成
第6-7週：指形成
第8-9週：耳介形成
第10週　：口蓋形成

神経ネットワークの形成と発達について
1．神経細胞の発生　胎生3～4週
2．神経細胞の分化　胎生8～25週
3．神経細胞の移動　胎生10～25週
4．神経細胞の集合　胎生8～34週
5．神経細胞間の連絡の形成　胎生8週～2歳
6．神経細胞死　胎生10週～1歳
7．神経回路の再編成　胎生16週～10歳
8．髄鞘化　胎生20週～数歳

脳（神経回路）としての機能の発現前

神経回路（脳機能）形成後

　　知的レベルが低くない"五感の過敏がある"者の出生年代推移は1949～1939年は5.5％であったが、1999～1990年では16.5％と3倍の増加の傾向にあることは、外的環境要因が懸念される。
　　脳の発達は、受精後4週には脊髄で神経細胞の分化が始まり、8週ごろから、知覚や思考をつかさどる大脳が大きくなる。ヒトでは発生2週から8週の重要な器官発生期に20日から25日に催奇形性物質の暴露によって先天性異常の原因が懸念される[12]（図表5－11）。

今回の五感の感覚過敏のある者は、ADHD（注意欠陥多動性障害）の「持続的な他の動き、いつも落ち着きなくそわそわしている」項目とは有意な差はなかった。動物実験におけるOchratoxin Aの量0.25mg/kgと0.5mg/kgを妊娠ラット11～14日器官形成中期に投与させた仔は学習能力（五感を含む能力）が遅延し、妊娠15～18日に器官形成後期に投与した仔の20％に学習能力が遅延し、回避試験で80％は回避できた。しかしながら、カビ毒0.5mg/kgでは電撃回避試験、5秒間の数回の実施のない状態で、注意が集中できず勝手な動きを示した。カビ毒と電撃回避試験とともに学習能力の低下が表れていた。神経回路が成熟する過程で不要なシナップスが細胞死して必要な配線のみが残る。そして神経細胞のネットワークにより神経回路が広く繋がっていく。成長とともに不要な回線は減少して必要な回線だけが残り、細かな指の動き等ができるようになる。なお、成長に伴って伝達物質はGABAからグリシンへと切り替わり、グリシンはGABAよりも短い時間で神経細胞のネットワークの活動の精度を上げる。成長に伴い神経回路の変化の現象は脳の発生現象であることは鍋倉が著している[13]。出生後の子どもは感覚受容器が受け取った刺激は感覚神経を通り大脳の感覚中枢に伝えられ、光の情報は視覚野、音の情報は聴覚野、においの情報は嗅覚野、味の情報は味覚野、感触は体性感覚野に送られ、各野で情報が処理されることによって、五感として認識される。

　子どもの「生きる力」は、風のそよぎ、雨や土、山川草木、人や自然との関わる体験において、虫や魚を捕え、友達と体を動かして、感性を豊かに鍛えて、感覚器官を肌で感じとる体験をすることで、感性を豊かに育くむことになることは、子ども・若者白書でも著している。そこで、知覚過敏は脳の知覚処理の異常で失敗した結果、局所の部分処理にあたる機能が過剰に発達することによって知覚過敏となること

は岩田誠が著している。[14] 今回の五感の過敏（感覚過敏）は自閉症スペクトラム障害と関連する障害であり、上記の正常発生する中枢の原基に対し、弱い外的要因である「催奇形性物質」ないし、「ストレス要因」が影響を与えたものと考えられる。ストレスは、体内環境の恒常性が維持される状態が保てないと定義されている。

　五感の優先順位の高い「触覚」に対しては"皮膚のマッサージ"をする。「味覚」と「嗅覚」に対して"好きなものを飲む・食べる"、これらは「触覚」に対する効果的なリラックス対処行動でもあった。

　次に日本人は左脳に感覚入力させてリラックスさせていたのは、"人の泣き声""笑い声""嘆声""虫の音""小鳥の鳴き声"や、"小川のせせらぎ""波""風""雨"の音などは、"邦楽器音"は自然と混在していて左脳で処理している。日本の文化の情緒性は、これら自然界の聴覚の認知で育成されてきたことは角田忠信が著している。[15] 日本人のなじみのある"虫の音"は、ヒトの周波数帯にあり、「コオロギの鳴き声は約5,000Hz」、「キリギリスの鳴き声は約9,500Hz」、「セミの鳴き声のピークは約4,000〜5,000Hz」、であり、日本語の言語脳で聞き取れる周波数帯と比較して、高い周波数となっている。

　今回の調査において「コオロギの音が聞き取れる」者においては、五感の味覚過敏のある者84.2％は、味覚の過敏のない者44.2％よりも多かった。今回は脳の味覚は高次の知覚処理発達が失敗した結果、局所の機能が聴覚野と感覚器の連合野が過剰に影響を及ぼしたと考えられる。日本人は昔から、自然の音の周波数の刺激によって、ストレスに負荷をかけ「生きる力」として前頭前野の共感脳に仕事脳や学習脳に切り替えをして、活動資源として働かせたと考えられる。なお、「選択的セロトニン再吸収阻害剤（SSRI）」は、うつ病の治療に使用しているが、森林の緑の香りの成分には、「青葉アルコール」や「青

葉アルデヒド」は人に対して副交感神経失調症を防ぐ効果があり、森林浴も疲労を回復させる。

　神経伝達物質の作用は神経細胞を「興奮させる」ものと、「抑制する」ものがある、セロトニンは、ドーパミンやノルアドレナリンの働きをコントロールして精神の安定と、抗重力筋の運動も活性化されている。セロトニン作動性ニューロンは分泌を適量に抑える自己抑制回路があって、分泌が過剰になって暴走しない。昼間はセロトニンの刺激で交感神経が優位な状態に保たれているが、セロトニン回路は3,000ルクス以上の光源が必要であるが、室内では100〜400ルクス程度であるので照明器具では活性化されない。しかし若者の昼夜逆転の生活行動は、睡眠と覚醒のサイクルに影響を及ぼしている。そこで、近年、教育現場でみられる昼夜逆転状態の学生は眠気で無為に過ごしている者も認められる。胎児脳について、微量薬物のみならず、睡眠のストレスが胎児脳に発生・発達に外的要因として働き、影響を与えていたと推測される。なおストレスが胎児の性分化障害について御子柴克彦が著している。

　受精後の胚芽の段階で先天性異常の懸念が考えられる。しかし妊婦は高機能広汎性発達障害（HFPDD）の予防には、睡眠のリズムを整え、カビ毒を食べない、自律神経を鍛えてストレスコーピングを実施して、さらに子ども時代には季節や時間に応じて五感を感じること、認知発達には知識を増すもののみではなく、認知構造の発達を通して物事の「理解」をすることでもある。文部科学省、農林水産省、環境省の体験・交流活動の場つくり（平成25年版子ども・若者白書、内閣府、平成25年6月）の、ねらいは、自然との触れ合いやスポーツ、レクリエーション、文化芸術活動も、大脳皮質で五感を感じとることである。青少年も妊産婦も「生きる力」を育み、鍛えることに繋がると考えられる。

③ストレスとは「相反する葛藤が脳で起きている状態」

　不当なことで責任をおわされながら何らかの事情で反論することが許されない場合、脳内の古皮質から怒りの衝動を大脳新皮質の前頭葉の理性で抑えつけている状態である。この抑圧された状態は自身に自覚はなく、強い怒りや衝動が蓄えられたままである。人格を不安定にしたり、自律神経の制御不能に陥り、臓器に故障を起こしたり、長引くストレスは免疫系に影響し、感染を高めたり、胃潰瘍の発症、グルココルチコイドの過剰分泌による動脈硬化などがある。幼児や小学生でのストレス不安には家族の安全保障が重要である。長期のストレスは痛みや怒り、恐怖などの記憶をダイレクトに受けやすく、強い恐怖体験がもとでPTSD（心的外傷後ストレス障害）になるのも海馬が影響を受けることに原因があるとされ、なお、海馬ニューロンの樹状突起の成長を弱め、学習能力の低下を招くとされる。

　「ストレス耐性が低く、ひどい心配性で強い不安感にとらわれやすい」者は、1922～1949年の出生者は9.3%で、1960～1969年21.2%と高い値となり、1990～1994年ではさらに37.2%と上昇にあった。

④ 依存症になる原因の多くは、「心の葛藤によるもの」で、激しい不安にかられたり、強い不満を持った時に別のことに紛らわそうとする

　物質としてニコチンやアルコール、薬物、ギャンブル行為、セックス、人間関係では恋愛やカルト宗教などがあげられる。

　報酬系の回路は、前頭連合野を興奮させる物質ドーパミンは、大量に分泌されると脳は過剰に興奮し、その結果、「興奮状態になり、時には攻撃的になる」、依存の危険があって「飲酒や喫煙、過食、薬物に依存するなど、ある種の行動がやめられなくなる」「幻覚が現われ

妄想を抱くようになって、統合失調症を発症する」などが起きる。依存症は「これがないと生きていけない」と感じ、繰り返し接する状態である。

逆にドーパミン不足は意欲や好奇心が減退し、無気力な状態にし、複雑な情報処理をスムーズにできなくなることは、篠浦伸禎が示唆している[18]。

1985～1989年では49.5％と高く、「のめり込み（過集中）とマニアック（こだわり）の傾向がある」者の1922～1949年の出生者は16.7％で、1985～1989年では49.5％と高く、1990～1994年ではやや低下して41.5％であった。

障害者差別解消法では、障害者の権利と義務、人権、自由と法律を遵守し、社会倫理の考えを持って行動することが基盤となる。

障害者の倫理的生き方について、その生き方あるいは行為の良し、悪しが問われている。

１－５．発達障害のソーシャル・スキル

①ソーシャル・スキルとは

ソーシャル・スキルとは、社会生活や人間関係を営んでいくために必要となる力のことである。

②軽度発達障害の子どもは

場の雰囲気や暗黙のルールなどが読み取れなかったり、行動がコントロールできずに友達に一方的に関わったり、自分の気持を表現できなかったりといったソーシャル・スキルの問題を持ちやすい。

③自閉症、アスペルガー症候群は

社会性の困難が中心障害である。ソーシャル・スキルの問題は大きくなる。

自閉症は「集団行動や対人関係で不適応を起こす」「限定した常同的な興味、行動活動」「コミュニケーションの障害」の問題が見られる。

④高機能自閉症やアスペルガー症候群では

「協同注意」「心の理論」「統合能力」の障害、「切り替えの悪さや保護」の問題が見られる。

アスペルガー症候群は「認知の発達」、「言語発達」の遅れを伴わない。

社会的場面を理解することや状況に応じてスキルを遂行すること、柔軟な解決方法とることなどに影響する。

⑤ADHD（注意欠陥多動性障害）では

「不注意」「衝動性」「易興奮性」などがスキルを発揮する際の妨げとなる。ADHDの場合には社会的な活動や学業、日常に支障をきたすほどの症状がみられる。

1-6.軽度発達障害のソーシャルスキルプログラム

活動型の成功体験を通して、スキルを学んでいく

① 子ども達の「年齢」や「社会性の状態に見合った」ソーシャルスキル・ゲームや、さまざまな活動を行う。
② 成功体験とそれに伴う肯定的なフィードバックが指導の中心になるので、低い動機づけや情緒の混乱などの2次的な問題を呈している

子どもに有効である。
③同年代の子どもと仲間関係を構築し、友情を深める目的のプログラムである。

　指導のポイントは、指導の初期には、仲間同士の相互交渉を増やす、仲間同士で興味関心や楽しさを共有することなどを目的とする。

2．人は倫理を必要とし、「いじめの許容社会をなくし」、「自己決定」や「尊厳性」を守り「分かち合い」の心を育てる

2－1．倫理性について、「人間はなぜ倫理を必要とするのか」、「動物の生命力、あるいは、なぜ動物は倫理を必要としないのか」

　自然の動物が生きていくには、自然の掟があるだけであって、つまり、自然の「法則」があるだけで、倫理的なものは存在しないのである。そこで、人間の生き方について問題にする時、「その生き方あるいは行為の良し、悪しが問われ」、共通に守らなければならない規範（コード）が必要である。集団社会のなかでは、倫理（不文法）と法律（成文法）は社会が規定する生活のルールがある。社会的ルールである倫理基準は帰属社会によって異なるが、生命倫理基準は国際的にほぼ一つである。そこで、世界人権宣言により基本的人権の尊重により、加盟国は人権を侵害することなく、公平性と公明性を注意して、人の命と個の尊厳性を大切にする必要がある。

2−2."いじめやハラスメントを目撃したら通報する"倫理的対処行動の日本と中華人民共和国(天津市)

　日本人は、「目撃したら通報することは良いことであるが、行わない」者73.2％は、「いじめやハラスメントを目撃したら通報することは、良いことである、よく行っている」者49.1％より多かった。このことは、道徳的、倫理的に善・悪の判断の躾レベルの教育が低く、未成熟な「いじめ」に対する対処行為である。日本は「いじめ」を許す「許容社会」の環境にあり、日本は、母親密着型で、父親が希薄化していて、過保護な形の教育夫婦が拡張されていて、母親はいまどき学歴社会が崩壊していて、将来の生活を保障する盾になっていないにもかかわらず、まだ幻想にしがみつく母親と一緒になって有名私立学校に入れようとしている。子どもを耐久消費財のようにして、エネルギーを注ぎ込み、余暇を埋めているにすぎないと正高信男は著している。[20]

2−3."いじめ"の倫理性について

　1970年代後半は世界中で最も高学歴化した社会になった日本で、高校進学率が90％を超えたにもかかわらず、病理的問題は「校内暴力」や「対教師暴力」「いじめ」「不登校」は「教育病理」といえる。学校教育の特徴としては「校内暴力」と「対教師暴力」は管理主義教育と受験体制のプレシャーである。

　この問題は、第2次世界大戦後の核家族化で母親から期待いっぱいのスキンシップを受けた若者は母親以外、すがる術のない、生きる意味を喪失して無気力になって、生きがいがなく、低い達成欲求で親から自立できない若者たちが多い。[21]

　「いじめ」は受験体制のプレシャーと、ゆとりのない画一的・管理

的な教育であり、「不登校」は、ゆとりのない画一的な教育と、学校での人間関係の歪みであると藤田英典が著している[22]。

「いじめの被害者」は「不登校」を引き起している。なお、「不登校」は、「今、何をしたらよいかわからない」モラトリアム状態が肥大化して重症化している。

公教育においても、ある子どもに根本的な信頼感が欠けているように思えるのは、両親に関わる問題を教育現場の教師にも投影しての行動であることはFrances G. Wickesが示唆している[23]。

日本国民は、社会の基本ルール日本国憲法に従い、社会倫理を基盤として「自由」に振舞う行動を取っている。しかし、近年、社会問題となっているのは、「いじめ」や「差別」の問題である。いじめの対策として平成24年7月に滋賀県大津市の学校でのいじめが原因である自殺事案について、報道があった。

平成25年2月に教育再生実行会議第1次提言があって、社会総がかりで「いじめ」に対峙していくための基本的な理念や体制を整備する法律の制定が必要となり、平成25年6月21日に「いじめ防止対策推進法」が成立して、同年6月28日公布、9月28日に施行された。なお、いじめの防止等のための基本的な方針として以下の①から③までである。

①いじめの防止等のための基本的な方向に関する事項
②いじめの防止等のための対策に関する事項
③その他いじめの防止等のための対策に関する重要事項

10月11日に策定されて同日に各都道府県教育委員会へ通知発出されて周知されている。

「いじめ」の定義として、「いじめ防止対策推進法」（平成25年）では『児童等に対して、当該児童等が在籍する学校に在籍している等当

該児童等と一定の人的関係にある他の児童等が行う心理的、または物理的な影響を与える行為（インターネットを通じて行われるものを含む）であって、当該行為の対象となった児童等が心身の苦痛を感じているもの』としているが、人間の最も忌むべき性質、「いじめ」は、学校、地域社会、グループ活動で、弱い者、無力な被害者に対して、心理的、肉体的攻撃を繰り返して楽しむ行為である。いじめは、人は他人と違う点を、他人に誇示する性質があって、その方法は、「身体的暴行」や「精神的暴行」として無視、悪口、告げ口、罵倒、叱責、体罰、非倫理的な行為の強制、つきまとい、いやがらせ、セクシャル・ハラスメント、ストーカー行為である。

　"いじめ"・"不登校・引きこもり"・"今なにをしたらよいかわからない（モラトリアム状態）"は互いに関係があり、今回の解析によって、①より⑦までが判明した。
①いじめの加害者は、不登校や引きこもりの経験があった。
②不登校や引きこもりの経験のあった者は、今、何をしてよいか決められない。
③いじめの加害者は、いじめの被害者の経験がある。
④いじめの被害者は、いじめの加害者である。
⑤いじめの加害者は、いじめの傍観者であった。
⑥いじめの加害者は、ありのままの自分を受け入れてくれる仲間や集団がいない。
⑦いじめの経験（加害者・被害者・傍観者）者は、心配ごとがあって眠れない。

　筆者が英国でNEETを見た経験から、海外（ロンドン）のNEETは、親から離れて路上生活者となって、夕方になるとゴミボックスの中に手を入れて食事を探す行為をしていた。路上で靴先のやぶれた靴を履

き、ギターによる演奏をして音楽の聴取者にコインをギター箱に入れてもらうなどして、NEETは自身で働いて稼いでいるようであった。そこで、我々はエイジ・コンサーンの者であるので相談に来てくださいと言うと、深々と頭を下げ、伺いますと言っていた。

　日本は母密着型で、不登校や引きこもり者は親離れできない異様な姿は、いつまでも密着していて、倫理の発達が未熟で、現在は50歳代に達していて、高齢の母親が「引きこもり」の相談にやってくる状態である。

　しかし、日本の母密着型で、不登校や引きこもり者は、子の（18歳から24歳までの経験による）自立指導は母親の意識によるところがあって、他人（指導者）にゆだねることによって、約１年で成功することができた。

　日本の昔のガキ大将は、負けの動作を示した相手には、さらに攻撃を加えて痛めつけることはなかった。なお、人以外の動物の世界には「いじめ」は存在しないし、また動物の攻撃相手は自分と同じ仲間に限られていて、成体同士の争いで、殺すことはあり得ない、その動物に見られる攻撃性は本能である。自殺は人間に限られていて、自殺を考える子どもの気持ちに国境はなく、子ども自身のアイデンティティを模索する時期に、周りから常にからかわれて、ばかにされていると、自分は価値のない人間だと思い始め、子どもによっては気持ちが次第に絶望的になっていくと正高信男が著している。[24]

　人間は「虐待」や「差別」を受けることに苦しみを感じることができるにもかかわらず、その苦しみを解放する方へまわる、一方、人間は苦しみを与える方へとまわる二面性もあるが、人間関係の関係性が良好であれば、不安で眠れない者でも、筆者が指導した３名の若者は自身の目標をもって大学生となり、10年以上就職して社会人で活動し

ている。

　人以外の動物には当事者同士のトラブルにとどまり、第三者の存在を意識して行動するまでに至らない、第三者の存在（傍観者）を意識して行動するまで進化していない。周囲が、いじめっ子に冷たい目を向ければ、「いじめ」はやめることになる。見て見ぬふりをしていたり、面白がっていると、「いじめ」は定着してゆくと正高信男は著している。

　なお、自分より弱いと者を迫害する問題について「ストー」は攻撃心と復讐心で捉えている。この2つを含むと「憎悪に転じ」、憎悪が「弱い者いじめへと駆り立てる」という。恥辱に対する復讐心が「いじめ」を生み出していると示唆している。最近のいじめは「遊び型」が増え、被害者への共感や同情が少なくなっており、「いじめ」によっては相手を死に追いやる事件が多く報道されている。

　正高信男は「いじめ」の加害者は、傍観者が、加害者になっていると著している。しかし、筆者の調査において、いじめの「加害者」となる者は、いじめの「傍観者であった」者57.6%は、いじめの「傍観者でない」者42.4%よりも多く、「いじめを受けた被害者」76.5%は、「いじめを受けていない者」23.5%よりも多かった。いじめ・いじめられる関係は、家族の中に起源を持つと指摘されている。日本社会は何をしても、周囲の人たちは、気づかないふりをしていて、日本社会は社会から善・悪の"けじめ"を失わせていると考えると悲哀を感じさせられる。叱りたい、注意しなければならないと思っていても、その気持ちを抑えて黙っている。この見て見ぬふりの横行する社会を「許容社会」と称している。

　逆にやりたくないことは何もしなくても、自分の勝手であり、それを叱られたり注意したりするのは「お節介」とされ、学校でも、「気

がつかなかった」と釈明している。家庭でも親は子どもの要求は何でも聞き、"しつけ"は、大目に見ている。なお、"しつけ"は、人間の倫理の基礎をなしているものであり、"いじめ"は日常的な「ストレス」を仲間に向けて、相手の立場に立てない問題行動を生じさせている。この倫理問題は、命の尊厳性の剥奪をひきおこす生命倫理的問題である。平成25年法律第71号・4号で、いじめ防止対策推進法によって、加害児童等に対する懲戒処分・出席停止について言及されている。

日本の"いじめ"や"ハラスメント"において、自身の考えのみではなく、社会の偏見や差別が、構造的に埋め込まれていることによる排除的ものと考えられる。

高福祉のスウェーデン社会では、「幸福とは、他者にとって自分の存在が必要だと思えることである」、「分かち合い」をすることをいとわないことを香山リカが著している。[25]

社会的に弱い立場にある人の権利を守るために「自己決定」尊重して、側面的に援助に取り組む人が「分かち合い」のできる人である。

◎お年寄りや障害を持つ人と目線を同じくして生きてゆく援助者は、
　1）人生を積極的に主体的に取り組む人である。
　2）自分が望む自立した生活を実現できる人である。

◎他人と相互援助活動として、思いやりや助け合いのできる人は
　1）今、何をしたらよいか決められる、モラトリアム状態のない人であった。
　2）生きがいがあって自己実現に努力している人であった。

以上の結果から、「分かち合い」のできる人は、他者から自分が必要とされることから自身も幸せな人と感じられる人である。社会のなかで、障害のある人もない人も、共生して過ごすための倫理的援助者は幼児から12〜15歳と成長するに従い高まるとされる。[26]

第2次世界大戦で敗戦が終結するまでは、子どもは「国家の子」として扱われ、「育児」は女性の守るべき道徳本分が、「良妻賢母であるべき」との規範が明示されていたものの、その教本作成を援助した政府は、親の子どもに対する取り扱いに対する取り扱いの具体的方策については何の助言もしていないし標準化されていなかった。教育に関する勅語としては、「父母ニ孝」「兄弟ニ友」「夫婦相和シ」「朋友相信シ」「恭検己持シ」「学ヲ修メ」等々である（明治23年10月30日）。その意義は現在も言葉どおりである。
　1946年、これまでの日本の教育を否定して、民主主義を基調にした教育改革の必要性を訴え「6.3.3制の導入」「男女共学」「大学教育の門戸開放」「教育の地方分権」などを勧告した。その恩恵を受けた日本社会は、高い教育水準を背景に世界屈指の経済大国となった。高度経済成長により、学校に行けば親に比べて、より高い教育の「成功者」になれた。だが、就学率が飽和し社会サイズが縮み始めると、一握りの成功者を除き、多くの生徒は「教育段階での失敗者」となり、その結果、学校もパニックに陥り、校内暴力、いじめ、不登校などがあらわれたのは、1980年代以降である。大量消費と情報化が進み、1984年まで中流意識が続いたが、中流意識は90％になり、高度消費社会は他人指向型の同調思考となり、過去からの支配的な道徳よりも、他者の欲求に従って行動を選択する同調性の高い生活となりアイデンティティが拡散して、自分は今何をしたらよいかわからない者が多く、他者と一時的、表層的な関係しか結べない[27]。
　子どもも「外遊び」から「うち遊び」へ、「群れ方」から「孤独へ」と表れ始め、精神的発育の未熟なタイプの人間が増えた。この家族依存から脱却できない精神的未熟な者も親となった。その少ない子どもは社会の責任として、育てると同時に、社会と親が共同して教育を進

めなければならない。

3. 道徳性の教育―国連・子どもの権利委員会からの提言より―

　道徳は倫理学の基本的なテーマであり、その判断は"善"か"悪"かになる。人々が、善悪をわきまえて正しい行動をなすために、守り従わねばならない規範の総体であって、自発的に正しい行為へと促す内面的原理として働くことで、道徳教育は、道徳意識の内在化を図ることとされている。

　コールバーグ（kohlberg, 1971）は普遍的な道徳性の発達段階の存在を主張した。基本的な枠組みは、他者の立場に立って、他者の見方や感情を推測することと、道徳的葛藤を解決する原則から構成される。発達の段階は「前慣習的の段階」では幼児期の躾と服従による段階、「慣習的段階」では学童期での教師や友達との人間関係で育つ協調や秩序や規範での適合を意識する段階、「慣習以降の段階」では青年期での法律尊重あるいは倫理的志向や規範へ適合できるのである。

　日本の道徳性の教育は、第二次世界大戦以前は「修身」で学校で道徳教育が行われ、戦後、GHQによる民主化により、国家主義、軍国主義だった「修身」は撤廃されて、意識的に避けられて、特定の道徳時間は持たず、学校全体を通して道徳教育が行われていた。

　近年、道徳の内容においては、幸福や理想を目指して共同社会の一員として働く自覚を持たせ、普遍的な国際性を持った人格を形成するものとしている。

　日本の道徳は2015（平成27）年3月27日の学習指導要領の一部改正により、教科外活動であった小学校・中学校の「道徳」を「特別の教

科道徳」とし、教科へ格上げて、道徳科として検定教科書を導入している。

　小学校では2015（平成27）年度〜2017（平成29）年度の移行処置を経て、2018（平成30）年度から完全実施される。中学では2015（平成27）〜2018（平成30）年度の移行措置を経て、2019（平成31）年度から完全実施される。

　学習指導要領の内容については、「いじめ」による自殺問題への対応の充実や発達の段階を踏まえた体系的なものに改善されている。さらに少子高齢社会による人口減による問題や障害者対策の難題を抱えている。多子時代の1980（昭和55）年以前は地域社会の子ども集団がリーダーを中心に形成されて、先輩は町内会のレファレンス集団として、「道徳」や「常識」・「社会規範」を後輩に伝承した。これは家庭や学校では教えきれない「ルール」を時には集団活動を通して、例えば、火災防止夜回り活動、早朝ラジオ体操を教えることもあった。なお、少子化は児童・生徒数が極めて少なくなるために小学校・中学校の学級閉鎖や学校の閉鎖・合併が生じている。大学でも30％以上が定員割れを来たしていて、数年続けば閉校・破産に追い込まれるほどの少子化である[28]。

　「人を人として扱うこと、人権を尊重すること」は当然の行為であるが、「いじめ」や「差別」の問題は、学校内、家庭内や社会でのいじめ、性差別、高齢者や障害者のいじめがある。社会はそれを放置することなく倫理的な行動が取れる国民の育成が急務で望まれている。道徳科内容には自然や崇高なものとの関わりに対して述べられている。

　そこで、今回の日本人の道徳観・倫理観をもって、尊厳できて、共生できる人について調査をして一定の結果を得たので報告する。

1）親の愛情ある躾が社会ルールを守り、自分と異なる人に対し人権

の尊重ができて、自然に感動する心が有意に高かった。
2）「いじめ」の経験者は、人に不安を与えて眠れないほど心身に影響を与え、「不登校」や「引きこもり」の経験となっている。なお、「いじめの加害者」は「傍観者であった者」であり、「いじめを受けた被害者」であった。
3）"年寄りや障害を持つ人と目線を同じにして生きていくことができる者"は、人生を積極的に取り組むことができる者、自分が望む自立した生活を実現できる者であった。

　集団社会が平和に過ごすためにはルールが必要であって、政府などが定めたのがハードロウ「法」で、これに反して不文律ないし指針はソフトロウ「倫理」と呼ばれていて、「道徳」や「常識」・「社会規範」は倫理でありソフトロウである。

　人口減少と若年労働力の減少により、日本の経済社会の活気が失われ、衰退する。若い人々は、新たな産業への順応性が高く、新製品開発等の創造性が高いが、若年労働力が減少することによって、全体の労働生産性が低下する。結果、経済成長は望めない、なお年金制度は現役世代が負担した年金や保険費を、現役を引退した世代に再配分するその負担も増え給付は減る。教育の成長過程で見ると、子どもの数が減ると、子どもの自立性が減退するという懸念が考えられる[29]。

　「障害者を締め出す社会は、弱くてもろい」（国連の国際障害者年間計画）される日本の社会福祉政策は、ハンセン病、障害者、高齢者等を施設に入所させたのは隔離と考えられ、障害者を非障害者と区別して、施設に隔離し、障害者を排除したシステムを構築したのは、私たちの歴史だった。

　これらは、社会への問題提起となり、障害者は、あたり前の日常生活の営みのなかで社会参加できるノーマライゼーションの思想は、障

害者の完全参加と平等を目指す国際障害者年＝1981（昭和56）年を契機に普及されてきた。国連の障害者年の声明には3つの壁、物の壁、制度の壁、心の壁を指摘した。この3つの壁は人間の弱さが作り出した社会である。これらに対して、偏見と差別を克服しうる社会こそが強い社会といえるのである。[30]

3－1. 愛情を持った親から挨拶などの躾があった子どもは、物事の理性的判断ができて、日本人の感受性豊かな情緒性を持った青年となる

　道徳教育は道徳意識の内在化をはかるとされる。躾は幼児期からの親からの躾がその後の道徳的、倫理的な行動に影響を与え、最初は親の躾から、道徳意識の内在化をはかることである。内在化の最初は親からの躾であり、自身の内からの声と感じられる変化をさし、良心とも言える。道徳教育のゴールの中心は「人間愛」と「生命尊重」である。

　道徳は、秩序の志向や規範への適合であり、人の集合体が社会であり、その集団社会が平和に過ごすにはルールが必要であり、愛情を持った親から挨拶などの躾があった者はルールづくりが得意であって、自分と意見の異なる人を尊重できて、自然に対する感受性の豊かさから情緒的性格が表れていた。

　ソクラテスの弟子であるプラトン（470～399BC）は、「自然には多くのイデア＝真の愛」イデアの世界と現実の世界の二項対立の関係にあるとしている。

　近年、日本人と西欧人の自然音の中枢処理機構の差では、日本文化の特色とされる情緒性の左の脳は聴覚を通しての自然界の認知が原点になっていて、関係する人の声（泣く、笑う、嘆く・母音）は非言語音として理論的な脳からは区別され入力される言語音、虫の音、動物の

第5章　近年増加している心の兆候と道徳教育　175

鳴き声、小川のせせらぎ、波、風、雨の音、邦楽器音（琵琶、三味線、篠笛、箏、能管、尺八、篳篥、笙）、計算は左の言語脳が有意である、日本人、とりわけ日本文化に見られる自然性、情緒性、論理の曖昧さ、人間関係において、義理人情が論理に優先することを角田忠信が著している[31]。日本と欧米の倫理観や道徳観は、それぞれの文化、宗教、習俗習慣によって違いがある。感動する心は自然を愛する日本人の心情を強く表している。

①親の愛情ある躾と社会的ルールや友達付き合いが得意である

　"子どもの頃から現在まで、ルールづくり、友達付き合いが得意である"者は、愛情を持つ親から挨拶などの躾があった68.4％は、親の躾がなかった52.7％よりも多かった。なお、"子どもの頃から現在まで、ルールづくり、友達付き合いは下手である"者は、親の躾はなかった46.8％は、愛情を持って親から挨拶などの躾があった30.9％よりも多かった。

図表5－12　親の愛情ある躾と、子どもの頃から現在までルールづくりや友達付き合いが得意

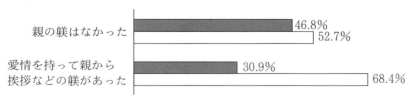

2013年日本人に対して平塚が調査　n＝1021　**　p＜0.0001

図5-13 親の愛情ある躾と、自分と違う考えの人を受け入れる関係性

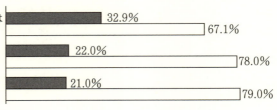

■ 親の躾はなかった　□ 愛情を持って親から挨拶などの躾があった

自分とは違う考えの人とは合わすことが出来ない　32.9%　67.1%
自分と違う考えの人とは無理をして合わせる　22.0%　78.0%
自分と違う考えの人と上手く話しあう　21.0%　79.0%

2013年日本人に対して平塚が調査　n＝1021　**　$p<0.001$

②親の愛情ある躾と自分と違う考えをしている人を受け入れる関係性

　"愛情を持って親から挨拶などの躾を受けた"者の最多は自分と違う考えの人と上手く話し合う79.0%で、次いで自分と違う考えの人とは無理をして合わせる78.0%、最少は自分とは違う考えの人とは合わすことが出来ない67.1%であった。なお、"親の躾がなかった"とする者においての最多は、自分とは違う考えの人とは合わすことが出来ない32.9%で、次いで自分と違う考えの人とは無理をして合わせる22.0%、最少は自分と違う考えの人と上手く話し合う21.0%であった。慣習的な段階で、学童期での教師や友達との人間関係で育つ協調は親の愛情ある躾である。

③**親の愛情ある躾と自然が好きで感動する情緒**

　日本人の道徳は、日本人の道徳は自然を愛した古代からの、日本人の心情を美徳としている。

　"愛情を持って親から挨拶などの躾があった"者の最多は、山川草木の自然がとても好きである79.4%、次いで、山川草木の自然がときには好きである76.4%、最少は山川草木の自然に感動しない62.5%であった。

図5-14 親の愛情ある躾と、自然が好きで感動する情緒

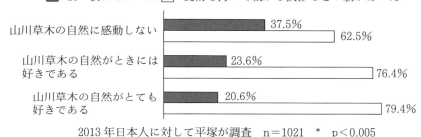

2013年日本人に対して平塚が調査　n＝1021　＊　p＜0.005

なお、"親の躾がない"とする者の最多は山川草木の自然に感動しない37.5％で、次いで山川草木の自然がときには好きである23.6％、最少は山川草木の自然がとても好きである20.6％であった。

3-2．「いじめ」が心身に与える影響と倫理問題を考える

「いじめ」は、仲間関係の歪みは、日常的なストレスを仲間に向ける、相手の立場に立てない、仲間意識を持たなといった、「外在化」問題行動（攻撃、うそ、盗み、非行、他社に対する表出的な問題行動）を生じさせる。

「いじめ」に直接加担している「いじめをした加害者」や加担していないものの「傍観者」は仲間との密接な関係が持てず関係が希薄になっていることを次の図表のごとく反映している。

日本の「いじめ」の攻撃性は、「関係性攻撃」について、直接的な身体的攻撃、言語的な攻撃を使わずに仲間関係を操作することによって相手に危害を加えることを意図した行動であることを松尾直博が著している[32]。

日本の「いじめ」は"受験体制のプレシャー"と、"ゆとりのない

画一的・管理的な教育"であって、「不登校」は、"ゆとりのない画一的な教育"と、"学校での人間関係の歪み"であると藤田英典が著している。[33]

「いじめの被害者」は「不登校」を引きおこし、「不登校」は、モラトリアム状態が肥大化して重症化している状態である。

①いじめを経験した者は心配事があって眠れない

心配事があって眠れない者は、いじめを経験した者48.3%は、いじめを経験しない者7.7%よりも多かった。

②いじめを経験した者と「不登校」や「引きこもり」の経験

不登校や引きこもりの経験がある者は、いじめを経験した者26.5%は、いじめを経験しない者8.7%よりも多かった。

なお不登校や引きこもりの経験のない者は、いじめを経験しない者91.2%はいじめを経験した者73.5%よりも多かった。

③いじめをした加害者と傍観者であった者の関係

いじめの傍観者であったものはいじめをした者58.3%は、いじめをし

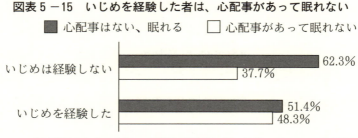

図表5-15　いじめを経験した者は、心配事があって眠れない

2013年日本人に対して平塚が調査　N=1239　**　p＜0.0001

図表5－16　いじめを経験した者と「不登校」や「引きこもり」の経験

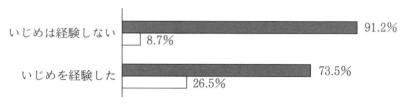

2013年日本人に対して平塚が調査　N=1239　**　p＜0.0001

図表5－17　いじめをした加害者と、傍観者の関係

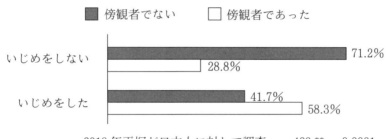

2013年平塚が日本人に対して調査　n=428 ** p<0.0001

ない者28.8％よりも多かった。

　一方、傍観者でない者は、いじめをしない者71.2％は、いじめをした者41.7％よりも多かった。

④いじめをした加害者はいじめを受けた被害者であった関係

　いじめをした加害者は、いじめを受けた被害者38.8％は、いじめを受けない者7.6％よりも多かった。一方、いじめをしない者は、いじめを受けない者92.4％は、いじめを受けた被害者61.2％よりも多かった。

図表5-18 いじめをした加害者は、いじめを受けた被害者であった関係

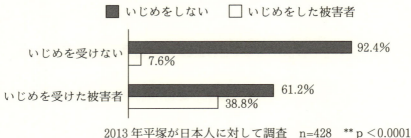

2013年平塚が日本人に対して調査　n=428　**p＜0.0001

3-3. 日本人の高齢者や障害者と尊重と共存しコミュニケーションのできる人について

「地域社会で子どもを育てる」社会のメカニズムが健康的に育てる。いろいろな世代や障害者や人々に支えられて共生することができて、子どもは良く育ち存在するのである。その地域社会活動スタイルを形成することのできる人とは如何なる人であるのか関係性を討論する必要がある。

①"年寄りや障害を持つ人と目線を同じにして生きていくことができる者"と人生を積極的に取り組む者の関係

図表5-19において、お年寄りや障害を持つ人と共生できる者は、人生を積極的に主体的に取り組むことのできる人といえる。

"人生を積極的に主体的に取り組む人と人生を積極的に取り組む人"と、お年寄りや障害を持つ人の目線を同じにして生きていける人の関係において、人生を積極的に主体的に取り組む人は、お年寄りや障害を持つ人の目線を同じにして生きていける人47.6%は、お年寄りや障害を持つ人との目線を同じにして生きていけない人21.8%よりも多かった。

第5章　近年増加している心の兆候と道徳教育　181

図表5-19　"人生を積極的に主体的に取り組む者"は、お年寄りや
障害を持つ人と目線を同じにして生きていくことができる

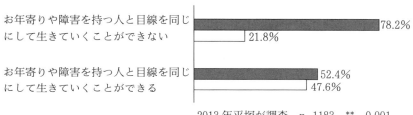

2013年平塚が調査　n=1183　**　0.001

②自分が望む自立した生活を実現できるようにする者とお年寄りや障害を持つ人と目線を同じにして生きていくことの関係

図表5-20において、お年寄りや障害者と共生できる者は、自立した生活を実現できる人といえる。"自分が望む自立した生活を実現できる者"は、お年寄りや障害を持つ人と目線を同じにして生きていくことができる者23.8%は、お年寄りや障害を持つ人と目線を同じにして生きていくことができない者10.2%よりも多かった。

図表5-20　"自分が望む自立した生活ができる者"は、お年寄りや障害を
持つ人と目線を同じにして生きて行くことができる

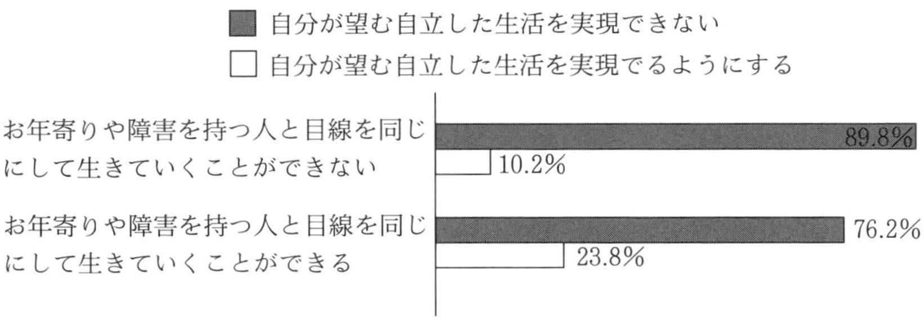

■ 自分が望む自立した生活を実現できない
□ 自分が望む自立した生活を実現でるようにする

お年寄りや障害を持つ人と目線を同じ
にして生きていくことができない　　　89.8%
　　　　　　　　　　　　　　　　10.2%

お年寄りや障害を持つ人と目線を同じ
にして生きていくことができる　　　76.2%
　　　　　　　　　　　　　　　　23.8%

2013年平塚が調査、n=1183　* P<0.05

1976（昭和51）年頃から合計特殊出生率の低下、家庭内暴力の増加と社会的猶予を求めるモラトリアム人間（いつまでも子どもでありたいと思う人）が増加した。以前に筆者は児童生徒の「不登校」が「モラトリアム」人間形成要因になることを報告してきた。青年期は成人としての社会参加が猶予されている時期であって、社会に対して自己の役割と位置づけを模索する時期でもある（Erikson, E.H.）しかし近年モラトリアム人間がその表現としての「引きこもり人間」が増加の傾向にあり、「不登校・引きこもり」者は「モラトリアム人間」との関係にあった。しかし国連子ども委員会は、日本においてストレスを生み出す教育環境で「登校拒否」の子どもが多く、学校において暴力がはびこっていて「いじめがあること」、教育ストレスが生み出す「自殺をする子ども」が多いことを日本政府に対して勧告をしている。

　本年、道徳教育の学習指導要領の改訂がある。道徳は道徳意識の内在化をはかることであるが、基礎は親子間の愛情を基礎とした肯定的な力によるものであり、愛情ある親からの躾であったものが、その後には自身の内からの声と感じられる変化をきたして、「良心」の発達となる。愛着はパーソナリティの発達に重要なもので、愛着が形成されると、子どもは安全の基地を確保できて、探索などの積極的でやる気に満ちた行動をするようになる。しかしながら十分な愛着が形成されないと、珍しいことに出会っても、好奇心より不安のほうが高く、萎縮してしまう。近年の愛着の強制について、母親だけの育児のおしつけの危険性もあり、父親不在は達成動機やマスタリー願望（成就の願望）などが低下するとされる。好奇心や挑戦は学年が高くなると抑圧されて、なお、失敗の経験が蓄積されると自信を失い本人の興味と一致しない目標が設定されていることが考えられている。その後の集団生活である学校に入ると、学校教育は知識のみならず、人格的な発

展をめざす陶冶が重要である。1982（昭和57）年では、弱いものいじめ、ネアカ・ネクラが現れ、1983（昭和58）年中学生が浮浪者襲撃事件を引き起こした、1984（昭和59）年荒れる学校、教育荒廃、校内暴力からいじめが発生、1985（昭和61）年には中学校において葬式ごっこにおいて自殺事件が発生した。教育システムがあまりにも競争的なため「いじめ」の発生が生じている一方で、逆に教育現場や家庭でも競争原理に駆り立てプレシャーを与え、無気力、無力感になっている。

学校での"道徳教科が目指すもの"は、今回の変更では、問題解決や体験的な学習が取り入れられて「考え理論する」道徳教育を目指し、「何を知っているか」だけでなく、「知っていることを使って、社会と関わり、良い人生をどう生きるか」である。道徳や倫理は、地球に生きるものと共に安寧に暮らすための生活原理を学ぶことである。

今回の集計結果から、不登校や引きこもりの経験がある者は、「いじめを経験した」者26.5％は、「いじめを経験しない」者8.7％よりも多かった。「いじめ」による辛い思いが、心配事があって眠れない、辛い「いじめ」を経験した者は48.3％となっていた。

例えば、人を人として人権を尊重することなく、人を無視したり、嘲笑の目的として、人に屈辱を与えることは、いじめを受けた人に非常につらい思いをさせることになる。

その後、社会的に「引きこもる」ことになることが表れていた。仲間との相互作用が道徳の公正さの発達段階に大きな影響を与えるが、しかし発達が懸念される状態である。

本来、自由とは、気ままに、勝手に振舞うことではなく、社会の基本ルールである「法」に従って、「社会倫理」の考えをもって、共同社会では「他人を尊重」できて、社会の共感が得られるような行いでないと、とくに嘲笑は下品なものとなる。

1997年に日本、イギリス、ノルウェー、オランダにおける小、中学生の「いじめ」を比較した中で、「いじめ」の発生率がトップのイギリスにおいて、中学生になると、いじめの「傍観者」は減少傾向を示し、「いじめ」をやめるように働きかける「仲裁者」が、逆に増加した。しかし日本は「傍観者」が増え続けて、「仲裁者」は減り続ける一方である。日本では「傍観者」の行動判断基準が心の内側から出ていない状態で、他者の行動に委ねられている。[34]しかしながら今回の調査において、日本人の「いじめの加害者」は「傍観者」によって「いじめ」が引き起こされている。加えて「いじめられた加害者」は、「いじめの被害者」によって「いじめ」事象が発生している。この現象は、「虐待の連鎖」のように、学校での同じ遊び仲間の内部から引き起こされた連鎖であって重症であると推測される。

　国連・子どもの権利委員会からの日本政府への勧告の教育システムへの懸念が示されている。「22項、43項」において、日本の教育システムがあまりにも競争的なために、子ども達から遊ぶ時間や、体を動かす時間、ゆっくり休む時間を奪い、子ども達が強いストレスを感じていること、それが子ども達に発達上の歪みを与え、子どもの体や精神の健康に悪影響を与えていることが指摘され、適切な処置をとるよう勧告されている。

（a）子どもの人格才能ならびに精神的および身体的能力を最大限可能なまで発達させること。

（b）人権および基本的自由の尊重ならびに国際連合憲章に定める諸原則の尊重を発展させること。

（c）子どもの親、子ども自身の文化的アイデンティティ、言語および価値の尊重、子どもの出身国の国民的価値の尊重、ならびに自己の文明と異なる文明の尊重を発展させること。

第5章 近年増加している心の兆候と道徳教育

（d）すべての諸人民間の理解、平和、寛容、性の平等および友好の精神の下で、子供が自由な社会において責任ある生活を送るようにすること。

（e）事前環境の尊重を発展させること。

24項、45項では、学校において暴力がはびこっていること、とくに、「体罰」と「いじめ」が有することについて、懸念が示され、体罰といじめをなくすために包括的な対策をとるように勧告されていた。

この勧告は非常に厳しい懸念が示されている。個々人が、自由ある力強さと、人権を意識すること、相手の尊厳性を守る倫理性の基礎にも問題を生じさせていると考えられる。

愛情ある親からの躾が崩壊を来たしていて、子どもの内なる声がなく、良心がないうえに道徳教育の完成は困難と考えられる。教育現場のさらなる指導は日本文化と結びついた日本人の情操教育を望まれる。とりわけ思春期は、日本文化、社会の中での生きるスキルを会得する時であり、道徳性や自立性を育てる年代である。

筆者の経験の一つに、伝統文化・雅楽の公演において、多くの参加者は、情緒的過程で感情エネルギーの源泉に触れて、癒され、「すっきりとした懐かしい高陽感があった」と述べていた。日本人の森羅万象を雅楽により、自然の「川や風の音」や「動物の音」は、日本人は五感を通して、「左の脳」に伝えられて、日本人の独特な認知機構の差によるものと考えられる。

なお、日本人の精神構造は諸外国の人々とは異なる感性について、和辻哲郎は日本人の地理的環境の特殊性について、角田忠信によれば日本人は長い歴史を通して自然を認識する脳の働きのパターンから、両者は日本は独特な文化を育ててきたことを述べている。

日本人のユニークな脳は、今後、逆行にも耐えられるような我慢す

図表 5 - 21 雅楽が及ぼす生理的・感情的状態の変化とプログラムの状態の関係

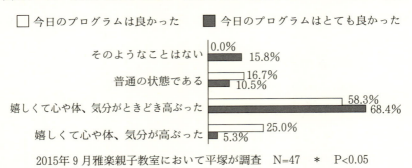

2015年9月雅楽親子教室において平塚が調査　N=47　＊　P<0.05

る神経連絡部が、子ども達の脳が十分発達するように、また他人や生き物に対する思いやりの心が子どもの心に育つように、小さい頃から親が配慮すること、他人を発見し自分を発見し共生する術を自然に覚えていくことを高木貞敬は求めている。[35]

　最近の少子高齢化や人口減という事態が進むにつれ、倫理的難題が発生している。この問題を解決できる資質・能力は、"自分が望む自立した生活ができる者"が、障害者や高齢者と共生した生き方ができる。障害者差別解消法が制定されているが、目指すは差別のない、偏見を持たない、個々人が自律した生き方のできる人に成長することにある。

　マズローの基本的欲求段階を基にすれば、自律した生き方は自己実現化できる人である。その育成について、乳児期においては、「生理的欲求や安全の欲求を満たすこと」が基本にあって、児童期には「愛と承認の欲求を満たすこと」にあり、そこで十分肯定された子どもは自己実現を動機にして自律的に行動できるように成長する。さらに十分肯定されて育った子どもは、理想や夢を追う成長動機から自律的に行動することになるとしている。

デーモン（Damon, 1982）は公正さに対する発達段階と行動について、仲間との相互作用や相互の尊敬の発達段階の向上に影響を与えると報告している。

　なお少子化や都市化によって、子どもが同年齢の仲間と接する機会は従来よりも減少傾向にあって、社会に適応できない子どもの増加が懸念される。

　日本の合計特殊出生率（一人の女性が一生の間に生む子どもの数の平均）は、第二次世界大戦後より減少傾向にある。1949（昭和24）年の合計特殊出生率は4.32人で一家に4人の子どもが普通だった。その後1975（昭和50）年までは2.80人で、2008（平成20）年の合計特殊出生率は1.37である。少子化現象は、労働人口の減少につながり、社会保障費などの一人当たりの高齢者負担率の増加をもたらし、女性の就職に対し就労の精神的負担、身体的負担、経済的負担は解決できるような状況にはなっていない。養育費の高額化をもたらして、この負担から子を持つ親は、生活に疲れ、親としての感情や欲求を自己統制できなくなり、家族依存から脱しきれない精神的未熟な親となった。これらの親は子どもの養育が容易ではなく、子どもの自立性や社会性が懸念される。

　図表5－22は自立性や社会性の未発達から生じると考えられる社会的不適応の上昇傾向である。この図表によれば、すべての項目において1950～1959年より1969～1969年、1970～1979年、1980～1989年、1990～2002年にかけて社会的不適応の上昇傾向にあることは注意を要する。

　1976年頃からは合計特殊出生率の低下が進み、家庭内暴力の増加と社会的猶予を求める「モラトリアム」が増加した。大量消費と情報化が進み、子どもは「外遊び」から「うち遊び」へ、「群れ」から「孤独

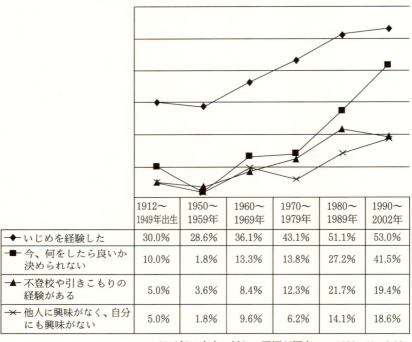

図表5-22 日本人の社会的不適応の出生年代推移

	1912〜1949年出生	1950〜1959年	1960〜1969年	1970〜1979年	1980〜1989年	1990〜2002年
◆ いじめを経験した	30.0%	28.6%	36.1%	43.1%	51.1%	53.0%
■ 今、何をしたら良いか決められない	10.0%	1.8%	13.3%	13.8%	27.2%	41.5%
▲ 不登校や引きこもりの経験がある	5.0%	3.6%	8.4%	12.3%	21.7%	19.4%
✕ 他人に興味がなく、自分にも興味がない	5.0%	1.8%	9.6%	6.2%	14.1%	18.6%

2013年日本人に対して平塚が調査、n=1239　**　0.001

へ」と表れ始め、「仲間との相互作用や相互の尊敬」の発達の希薄な精神的発育の未熟なタイプの人間が増え、難しい場面にあったときは、当事者意識がない傾向にある。

　「健やかな子」の健康は、「働きすぎ」の夫の問題を含めて、父母子の生活者全体の健康問題として扱い、子育てを3世代で支援していく考え方が必要であるが、社会も一翼を担う支援が少子高齢化の歯止めとなり、一つの解決法である。男女の仕事の格差がなく、地域でも、女性が安心して生き生きと暮らせる社会があって、子育てをしつつ働くことのできる環境づくりが少子化の歯止めとなり、健康生活の最良

の策であるとともに、個々人が、自由ある力強さと、人権を意識するこになり、相手の尊厳性を守る倫理性の基礎にもなり、新しい社会支援が人間倫理・道徳を考えていくことができる。

＊道徳教育の時間数について、授業時数は、引き続き年間35コマ（小学校１年生は年間34コマ）の週１時間であり、私立小学校・中学校は、これまでどおり「道徳科」に代えて「宗教」を行うことが可能である。

【文献】
1）木村昌幹「脳と心の秘密がわかる本」学研プラス、2016年２月
2）木村順「育てにくい子にはわけがある」大月書店、2010年10月
3）篠原伸禎「美しい脳図鑑」笠原出版、2015年４月
4）篠浦伸禎「美しい脳図鑑」笠倉出版、2015年４月
5）木村昌幹「脳と心の秘密がわかる本」学研プラス、2016年２月
6）木村昌幹「脳と心の秘密がわかる本」学研プラス、2016年２月
7）藤田英典「教育改革」岩波書店、1998年４月
8）Frances G. Wickes「子どの時代の内的世界」海鳴社、1996年９月
9）篠浦伸禎「美しい脳図鑑」笠倉出版、2015年４月
10）小野次郎他「よくわかる発達障害」ミネルヴァ書房、2009年８月
11）成田奈緒子「早起きリズムで脳を育てる」芽ばえ社、2012年４月
12）Henry Gray and H. Van Dyke Carter, Anatomy of the Human Body, 廣川書店、昭和56年４月
13）鍋倉純一「脳と心―脳の最新科学そして心との関係」Newton別冊、2010年11月
14）岩田誠「プロが教える脳のすべてがわかる本」ナツメ社、2015年12月
15）角田忠信「日本人の脳」大修館書店、1981年８月
16）篠浦信禎「美しい脳図鑑」笠倉出版社、2015年４月
17）御子柴克彦、Newton別冊、脳と心―脳の最新科学、そして心との関係―、

ニュートンプレス、2010年11月
18）篠浦伸禎「美しい脳図鑑」笠倉出版社、2015年4月
19）Richad L. Evans　岡堂哲雄・中園正身訳「Erikson, E.H. は語る―アイデンティティの心理学」新潮社、34-60、2003
20）正高信男「ヒトはなぜヒトをいじめるのか」講談社、2007年6月
21）平塚儒子「親の将来展望に及ぼす影響」純心福祉文化研究2003号、41-51
22）藤田英典「教育改革」岩波書店、1998年4月
23）Frances G. Wickes「子どの時代の内的世界」海鳴社、1996年9月
24）正孝信男「ヒトはなぜヒトをいじめるのか」講談社、2007年6月
25）香山リカ「悪いのは私じゃない症候群」KKベストセラーズ、2009年11月
26）加藤義明「社会心理学」有斐閣、2000年2月
27）Devid Riesman, 加藤英俊訳「孤独な群衆」みすず書房、909－2002年
28）岡沢憲芙、小渕優子、少子化政策の新しい挑戦―各国の取り組みを通して―、中央法規出版株式会社、2010年4月
29）赤川学、子どもが減って何が悪いか、筑摩書房、2005年8月
30）中村優一・安部四郎・一番ヶ瀬康子、世界の社会福祉年間、旬報社、2003年11月
31）角田忠信、右脳と左脳―脳センサーでさぐる意識化の世界、小学館、1996年10月
32）松尾直博、子どものパーソナリティと社会性の発達、北大路書房、2000年5月
33）藤田英典、教育改革、岩波書店、1998年4月
34）正高信男、ヒトはなぜヒトをいじめるのか―いじめの起源と芽生え―、講談社、2007年6月
35）高木貞敬、子育ての大脳生理学、朝日新聞社、1994年1月

第 6 章
人工妊娠中絶に関する倫理的観点

デッカー清美

第6章　人工妊娠中絶に関する倫理的観点

1．人工妊娠中絶の現況

　日本では、1948年の人工妊娠中絶認可と1952年の受胎調整実施指導が行われる以前は、妊娠期の堕胎、出産直後の間引きは常識であった。胎児は人間ではないという思想がある文化的背景や、育てられる数人の健康な子どもだけを残して殺してしまうという歴史的背景がある。[1]

　わが国の人工妊娠中絶の件数は、戦後1955（昭和30）年に117万件で女子人口千対50.2の割合でピークを迎え、戦後の混乱期と生活苦等が原因で人工妊娠中絶の最も多い国であった。1955年（昭和30）から1960（昭和35）にかけて、100万件以上あった人工妊娠中絶がその後減少していったのは、経済面で生活が豊かになったことや受胎調整実施指導による避妊知識が一般に浸透していったことが関連しているようである。避妊法には、コンドーム、膣外射精法、経口避妊薬、オギノ式避妊法、不妊手術（男女）、基礎体温法、子宮内避妊具等がある。北村邦夫の「男女の生活と意識に関する調査」によれば、最多はコンドームによる85.5％で、次いで膣外射精法は16.0％、オギノ式避妊法は6.1％、最少は経口避妊薬（ピル）は4.6％となっている。このことから、現在もなお避妊は男性優位で行われていることがわかる。[2]

　内閣府の調査（図表6－1）によれば、2015（平成27）年、人工妊娠中絶件数は17万6,388件で、前年度に比べ5,517件（3.0％）と年々減少傾向にある。人工妊娠中絶実施率（女子人口千対）は6.8で、年齢階級別にみると、20歳代が最も多く、「20〜24歳」が13.5、「25〜29歳」が11.2、「20歳未満」では、「19歳」が10.8、「18歳」が7.1であった。10歳代の人工妊娠中絶の減少は、思春期を迎えた子どもたちに対する性教育の普及と関連がある。20歳代に中絶する女性が多いのは、結婚を

図表6-1　年齢階級別人工妊娠中絶件数及び実施率の推移

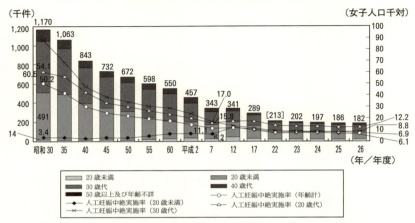

（備考）
1. 人工妊娠中絶件数及び人工妊娠中絶実施率（年齢計及び20歳未満）は、平成12年までは厚生省「母体保護統計報告」、17年度からは厚生労働省「衛生行政報告例」より作成。12年までは暦年の値、17年以降は年度値。
2. 人工妊娠中絶率（20歳代及び30歳代）の算出に用いた女子人口は、平成22年までは総務省「国勢調査」、23年以降は総務省「人口推計」による。いずれも各年10月1日現在の値。
3. 妊娠人工中絶実施率（年齢別）は、「当該年齢階級の妊娠人工中絶件数」／「当該年齢階級の女子人口」×1,000。ただし、人工妊娠中絶実施率（総計）は、「人工妊娠中絶件数（15歳未満を含め50歳以上を除く。）」／「女子人口（15〜49歳）」×1,000.
4. 平成22年度値（[　]表示）は、福島県相双保健福祉事務所管轄内の市町村を除く。

内閣府男女共同参画局（2014）
http://www.gender.go.jp/about_danjo/whitepaper/h28/zentai/html/zuhyo/zuhyo01-04-03.html

前提としない性交渉で避妊が男性優位で行われ、望まない妊娠による結果によるものである。[3]近年、政治家からの性教育バッシングがあり、性教育が行われなくなったところが増加しており性感染症や人工妊娠中絶が増加するのではないかと懸念される。

人工妊娠中絶に関係する法律は、1907（明治40）年制定された堕胎罪を定めた刑法第212〜216条（現在も存在）と、1948年に制定された優生保護法—1996年に母体保護法へと改正された法律がある。堕胎罪は、「自然の分娩期に先だって人為的に胎児を母体外に分離・排出させる行為を処罰する罪」とされている（日本大百科全書より）。

母体保護法は、不妊手術および人工妊娠中絶に関する事項等を定め、

①妊娠の継続又は分娩が身体的又は経済的理由により母体の健康を著しく害する恐れのあるもの、②暴行若しくは脅迫によって又は抵抗若しくは拒絶することができない間に姦淫されて妊娠したもの、という２つの理由において指定医師が人工妊娠中絶を行うことを認め、母性の生命健康を保護することを目的とした法律である[4]。

　人工妊娠中絶は、予定外の妊娠で「経済的」という理由づけが使われる場合とするものが最も多く、多胎妊娠した場合の減数手術、出生前に胎児の状態を診断するという出生前診断で何らかの異常がみられる場合等に行われている。そのことが、胎児の生命を絶つという点から生命に対する倫理観が問われている。

２．生殖補助医療の進歩と倫理観

　生殖補助医療の進歩は著しく、新しい技術を活用して運営していくためにはガイドラインが必要である。しかし、その整備が立ち遅れている現状がある。1978年に世界で初めて体外受精によって、ルイーズ・ブラウンが誕生して以来、生殖補助医療技術は瞬く間に全世界に普及していった。

　今日、体外受精関連技術で出生した児は、世界で500万人以上に達している。妊娠を望めなかった夫婦でも子どもを持つことができようになったが、その技術の進歩に伴い、社会的、倫理的、法律的な問題が追いついていない現状がある[5]。

　日本における優生法制の歴史的展開を振り返り、今日の生殖革命による生命倫理と人工妊娠中絶の世界的現況に鑑みる。

　アメリカ合衆国では人種差別があり、現在に至る。ナチス・ドイツ

はアーリア人優越の思想と結びついてきた思想を持って実際に実行に移した。これは全く消滅したわけではなく、積極的優生学は、日本やアメリカなどで優秀な精子の売買が行われ、それを使用してAID（非配偶者間人工授精）が行われている。それは、知力、体力のある人の優秀な子孫を増やすという優生思想を再燃させている。

3．戦前の日本の経緯

　1646（正保3）年、江戸幕府による市中禁制が、不義密通等の風俗取り締まりを目的として最初に制定された。1655（明暦1）年の「江戸市中法度」では、不義密通の現場を押さえた夫は、妻も相手の男もその場で殺しても構わないとされていた。1842（天保12）年、江戸市中において、中絶した女性自身も罰せられ、1869（明治2）年、産婆による売薬、中絶が禁止となった。

　1880（明治13）年、旧刑法における堕胎罪規定が制定され、薬物などによる単純堕胎を1ヵ月以上6ヵ月以下の重禁錮とし、妊婦自身による堕胎と第三者による堕胎に同じ罰則を科した（ジェンダー法学会、2006）。1907（明治40）年、現行刑法における堕胎罪規定へと改定され、第212条から216条にかけて〈堕胎罪〉を定め母体の保護を保護法益としている。

　1940（昭和15）年、優生保護法以前に国民の資質向上を目的とした断種を進める「国民優生法」が成立した。これは、主として優生手術と健康者の産児制限の防止を規定したものであった。[1]

4. 戦後の日本の経緯

　1948（昭和23）年、優生学上不良な遺伝のある者の出生を防止し、また妊娠・出産による母体の健康を保持することを目的とした「優生保護法」が制定された。

　この法律は積極的優生学として、家族政策と社会政策によって、出産と医学的とする結婚を統制する優生政策によるものであった。優生保護法は、優生手術、人工妊娠中絶、受胎調整および優生結婚相談などを規定して戦後の混乱期における人口急増対策と危険な闇堕胎の防止のため、1949（昭和24）年、経済的理由による人工妊娠中絶が合法化され、これによって日本国内で人工妊娠中絶は自由に行われるようになっていった。さらに優生思想に基づく部分は障害者差別となっていて、しばしば問題の多いものとして指摘されてきて、改正を求める声が多かった。

　このため、優生保護法のうち、優生思想に基づく部分が削除され、ようやく1996（平成8）年に至って「母体保護法」と名称が改名され、母性の生命健康を保護することを目的した。母体保護法では、旧優生保護法の優生学的の見地から不良な子孫の出生を防止すると明記された内容や第4条～第13条が削除され改正された。[4]

5. 世界の動向

　1994（平成6）年、世界人口開発会議（カイロ会議）のなかで、女性の基本的人権としてのリプロダクティブヘルス／ライツ（性と生殖

に関する健康と権利）の概念が提唱された。これは、子どもを持つことを望まない母親に中絶を選ぶ権利があるのと同様に、不妊に苦しむ者にも、子どもを得る権利があるとするのが「リプロダクティブ・ライツ」（生殖権）のことである。1995（平成7）年、第4回世界女性会議（北京会議）で「リプロダクティブヘルス／ライツを含めたセクシュアリティに関することを自ら管理し自由にかつ責任をもって決める権利は、女性の権利のひとつである」と提唱され、ここで、リプロダクティブヘルス／ライツの概念は発展していった。[6]

6. 日本の動向

　今日、少子高齢化や女性の社会進出が進むなか、男女ともに晩婚化、結婚しない男女が増加している。この現状において、不妊夫婦の増加、もしくは結婚はしたくないが子どもだけ欲しいという独身男女、セクシュアリティ（性的指向）で同性同士による結婚等で子どもを望むカップルが増えている。また、出生前診断の結果、胎児に異常が認められる場合、「産む、産まない」という「選択」が可能になり、同時に「いのちの権利」に対する生命倫理観が求められるようになった。

　NPO法人Fineによれば、日本で不妊に悩むカップルは5.5組に1組といわれ、何らかの不妊治療を受けている人は50万人にもおよぶといわれている。[7] これは、女性の社会進出や結婚年齢が男女とも平均30歳と遅くなっていることが考えられる。プロレスラーのジャガー横田の夫である医師の木村は、不妊治療には3つの苦難があるとしてNPO法人Fineの記事で次のように述べている。第1は、子どもに関して周囲からいろいろいわれる精神的苦難、第2は、体外受精時の筋肉皮

下注射の身体的苦痛の苦難、第3は、1回の治療に40万から60万円の費用がかかる経済的苦難である。そして、不妊治療のゴールや治療成果等に対して何の保証もないということで不妊治療を受ける夫婦の辛い体験が語られていた。[8]

7. 世界の人工妊娠中絶の現況

人工妊娠中絶件数を国別にみると、女子人口千人対比で、最も高いのはロシアの40.3で、ついでスウェーデンの17.7、ニュージーランドの16.8、フランスの14.7、最少は英国の14.0と高い（図表6-2）。日本はこれらの国と比較すると中間といってもよい。これは、避妊方法が関係していると考えられる。日本では避妊には主にコンドームが使用されている。そして、避妊は男性優位でコンドーム未使用かもしく

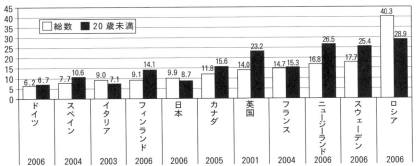

図表6-2 人工妊娠中絶国際比較

（注）総数は15～49歳、20歳未満は15～19歳の女子人口千対。フランスは2003年人口対比。
（資料）UN, Demograohic Yearbook 2006（対比人口はDemograohic Yearbook 2003～05の場合も）

は正しいコンドームの使用が守られていない等の理由で、望まない妊娠をして中絶に至っているのではないかと推定される。

フランス、イギリス、スウェーデン、イタリア、オランダなどの諸国では女性によるピルの服用が一般的である。しかし、ピルの「理想的な使用」が守れていないことが中絶率を高くしているのではないかと推定される。

図表6－3のごとく、人工妊娠中絶の国際比較で、日本は11ヵ国中5位に位置する。ロシアは他の国と比較すると非常に人工妊娠中絶が多い。日本では、女性側の避妊法として「ピル」の服用は少なく、コンドーム使用がほとんどで避妊が男性優位で行われている。そして、望まない妊娠等で人工妊娠中絶が行われているのではないかと考えられる。

図表6－3

国名	年次	合法人工妊娠中絶件数			女子人口千人対比	
		総数	20歳未満	うち14歳以下	総数	20歳未満
ドイツ	2006	119,710	15,751	542	6.2	6.7
スペイン	2004	84,985	12,046	369	7.7	10.6
イタリア	2003	124,118	9,980	255	9.0	7.1
フィンランド	2006	10,645	2,228	65	9.1	14.1
日本	2006	276,352	27,367	340	9.9	8.7
カナダ	2005	96,815	16,349	284	11.8	15.6
英国	2001	197,913	41,544	1,157	14.0	23.2
フランス	2004	209,907	28,925	-	14.7	15.3
ニュージーランド	2006	17,934	4,083	105	16.8	26.5
スウェーデン	2006	36,045	7,532	236	17.7	25.4
ロシア	2006	1,582,398	162,218	1,062	40.3	28.9

（注）総数は15～49歳、20歳未満は15～19歳の女子人口千対。フランスは2003年人口対比。
（資料）UN, Demographic Yearbook 2006（対比人口はDemographic Yearbook 2003～05の場合も）

出典　社会実情データ図録　本川 裕

第6章 人工妊娠中絶に関する倫理的観点　201

　年齢別にみると、英国は他の国と比較すると14歳から20未満の未成年者の人工妊娠中絶が多く深刻な問題である[9]。受精し子宮内に受精卵が着床した後（図表6－4[10]）、妊娠第10週目ではすでに人間の形をした胎児が子宮内に存在する（図表6－5[11]）。

図表6－4　受精と着床

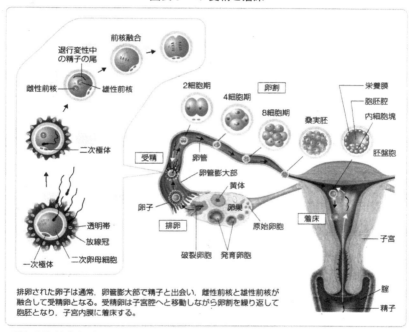

系統看護学講座 専門分野Ⅱ 母性看護学各論 母性看護学2　医学書院　2016

図表6-5　胎児

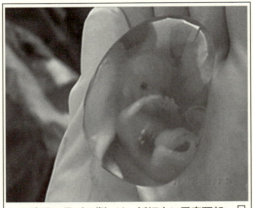

この胎児の母（44歳）は、妊娠中に子宮頸部上皮内癌（子宮ガンの初期状態）と診断され、母体を守るため子宮全摘出を余儀なくされた。写真はそのとき摘出された胎児（妊娠10週目）。

ウィキペディア（フリー百科事典）より

8．生殖革命

　1804年、夫の精液を使用した配偶者間人工授精（Artificial Insemination by Husband, AIH）が、フランスで行われたという。夫が精子をつくる能力がない無精子症の場合は、第三者（ドナー）から提供された非配偶者間人工授精（Artificial Insemination by Donor, AID）という方法もある。これらは、男女の性行為によらないで、男性の精液を女性の子宮内に注入する不妊症の治療方法である。

　1978（昭和53）年7月25日、英国イングランド中部の病院で生理物理学者エドワーズと産婦人科医ステプトーが、世界で初めて人の体外受精・肺移植に成功し、「体外受精児」のルイーズ・ブラウンちゃん

が誕生した。彼女は、母親の体内から取り出した卵子と父親の精子を試験管内で受精させ、母親の子宮に戻すという「試験管ベビー」としてこの世に生をうけた。これより今日まで生殖革命の目覚ましい躍進がみられる。体外受精は人の発生操作の研究と応用に新しい分野を拓き、不妊治療に大きく貢献した。日本では1983（昭和58）年10月、東北大学医学部付属病院で女児が誕生している[12]。

毎日新聞（2016年9月15日）によれば、2014年に国内の医療機関で実施された体外受精の件数は39万3,745件で、その結果4万322人の子どもが生まれている[13]。2014（平成26）年の総出生数は約100万3,500人で、体外受精で生まれた子どもの割合は約21人に1人であった。これは、2013（平成25）年と比較すると2万5,000件増加している。高齢出産で不妊に悩む女性が増加していることが要因と言われている。

体外受精では、他に試験管の中で卵子と精子を混ぜ合わせただけで受精しない場合、卵子に細い管で穴をあけ、精子を強制的に卵子に送り込む「顕微授精」という方法があり、主に「男性不妊」の場合に使用されている。

現在、不妊治療として男女が不妊症で悩んでいる場合、第三者の卵子や精子を使用する場合、女性が病気や事故で子宮を摘出した場合、他の女性の子宮を借りて行う代理母出産、卵子も精子もないカップルが、別のカップルが体外受精で作った胚をもらい、女性が妊娠・出産するという「受精卵養子」、夫の死後、夫の精子を使用する「死後受精」等がある。

ここで問題になるのが、子どもの「出自を知る権利」や親子関係の複雑化で、産んだ人が「母親になるのか」、卵子を提供した人が「母親」となるのか、あるいは精子を提供した人が「父親」となるのか等がある。

生命倫理に関する先端医療のルールは誰が、どのように決めるのかという倫理的問題について議論していくことが必要である。現在、生殖ツアーとして海外で不妊治療をする日本人カップルも増えているようである。日本国内だけの問題ではなく世界的なレベルで、生まれてくる子どもの法的な地位について一定のルールづくりが必要といえよう。

　1997（平成9）年2月、イギリスのロスリン研究所が、羊の生体の乳腺細胞から取り出した細胞核を使ってクローン羊を産出しドリーと名付けた。この技術を使って、動物だけではなく同じ遺伝子をもつクローン人間も生み出すことができるようになった。これは、同じ遺伝子を使って生命を再生することもできるようになり、再生医療として臓器移植にも使用できる可能性を包含する。

　1993（平成5）年から2005（平成17）年に連載された清水玲子さんの「輝夜姫」という漫画がある。まさに「クローンと臓器移植」についての内容で、孤島で育った子どもが各国の要人のクローンで臓器移植のためのスペアとしてこの世に生を受けるという作品である[14]。このようなことが現実に可能になってきたのである。

　他に、ドナーとして出生前診断の一種である受精卵診断がある。これは、出生前に胎児に遺伝病児や染色体異常児の選別に使用され始めた。実際のケースでMちゃん（6歳）は、将来、白血病を引き起こすファンコーニ貧血を患い、造血幹細胞の移植を必要としていたが、最適の骨髄提供者が現れなかった。そこで、両親は体外受精と遺伝子診断を組み合わせてMちゃんのドナー（臓器提供者）となる弟Aちゃん「ドナー・ベビー」を誕生させた。Aちゃんは出生前からMちゃんのドナーとなることが運命づけられていた。

　この場合は「生命の選別」だけではなく、「受精卵のモノ化」という点で倫理的議論が起きている。このケースは、倫理的危惧とは別に、

親たちの欲求として「デザイナー・ベビー」へとエスカレートしている。人工的に親たちの理想とする子どもになるようデザインされたベビーを手に入れようというわけである[15]。人間の生殖補助医療や再生医療に関する欲望はとどまることなく進歩している反面、そこに生命倫理に関する倫理的議論や明確なルールづくりや規制が追いついていない現状があり議論していく必要がある。

9. 生命倫理と人工妊娠中絶

　今日、生殖補助医療や再生医療は目覚ましい発展を遂げている。晩婚化で高齢妊娠が増加し出生前診断を希望する人が増加し、優生学上不良な遺伝のある者の出生を防止できる技術として超音波検査や羊水検査で出生前診断が行われている。日本経済新聞（2013/6/22）によれば、羊水検査の実施件数は、2012（平成24）年は約4千件増の約2万件で、10年前より倍増しているという[16]。超音波検査は胎児異常の可能性をあるとして確定診断にはならない。羊水検査はダウン症など胎児の染色体異常や先天性異常の確定診断に利用されるが、侵襲的検査法で0.1〜0.3％で流産や早産とリスクがあると言われている。

　2013（平成25）年から新型出生前診断と言われる無侵襲的出生前遺伝学検査（non-invasive prenatal genetic testing, 以下NIPT）が開始され、母体血の採血のみで遺伝学的検査が可能となった。希望者が増加する可能性があり、もしこれで何らかの異常が胎児に見られた場合、中絶を望むとしたならば、胎児の生命にかかわる倫理的問題が問われることとなりかねない[17]。

　一方で、医師にとっては胎児に異常があるかどうかの見分けである

が、親にとっては胎児に異常がないかどうか確認し、産むかどうかを決めたいという思いがある。少子化が進む今日、1人の子どもにかける親の期待は大きい。そこで胎児の異常を告げられると精神的な動揺が大きくなる。障害のある子どもを持った親には、厳しい現実が待っている。たとえば、障害のある子どもは、普通の学校に通うことが困難である。障害者が社会で十分に社会参加ができることが重要であり、今後、さまざまなバリアフリーのもとで、障害者が社会参加できることが望まれる。

なお、国連は、「障害者問題に、幅広い人権の枠組みのなかで、国家開発との文脈で、障害者問題に取り組まなければならないということである。国連は政府や非政府組織、学術団体、専門的な団体と共同で障害者問題に関する啓発活動を進め、また政府が人権の視点から障害を持つ人々の問題に取り組めるように国の能力育成に努めている。そうすることによって、国連は障害者の問題とミレニアム開発目標（MDGs）など、国際的な開発課題と結びつけている。

障害者のための行動に対して一般の支持が高まってきた。このことは、機会の均等化を図るために情報サービスや啓蒙活動、行政機構を改善する必要があることを示している。国連は、国々がその総合的な開発計画の中で障害者対策を進められるように、国家能力を強化する支援を行っている」としている。[16]

そこで、日本政府は「相互に人格と個性を尊重し合いながら共生する社会の実現に向け、障害を理由とする差別の解消を推進する」ことを目的として、平成25年6月、「障害を理由とする差別の解消の推進に関する法律」（いわゆる「障害者差別解消法」）が制定され、平成28年4月1日から施行」された。

NIPT導入で産婦人科医が中心となってNIPTコンソーシアム（以下、

コンソーシア）と称する任意団体が設立された。金井誠によれば、NIPTを適切に運用するための遺伝カウンセラーの養成が不十分な状況で、2万人を超える妊婦がNIPTを受けていると述べている。そのうち、陽性判定の95％以上が妊娠中絶をしているという結果がでている。NIPTで陽性と判定され確定的検査がされないまま人工妊娠中絶を選択し、偽陽性で実は正常であった場合の児の出生に関するモラトリアムが議論されていない。NIPTは優生思想に傾く危険性を包含している[18]。

島薗進は、「医学・医療が発展していく事は望ましいが、その発展によって、一部の病気や障害者が排除されることはあってはならないことである。授かったいのちとして社会全体の財産として受け入れる」ことが大切であると述べている[19]。

10. 先天性異常の予防

晩婚化、高齢妊娠の増加により妊娠に関するリスクが高くなる。妊娠が高齢化するほど、妊娠高血圧症候群、前置胎盤、先天性異常や染色体異常のリスクが高くなると言われている。図表6－6にあるようにダウン症は40歳過ぎるとその確率はかなり高くなる。35歳で1/385だったのが、41歳では1/82と約4.7倍と確率が高くなっている。

ダウン症候群は、体の細胞中に過剰な染色体が1本、21番目にあり、染色体が2つではなく3つある（trisomy）（21番目が3つになるtrisomy 21が症例の95〜98％を占める）。これは、不分離現象（nondisjunction）と呼ばれる細胞分裂の誤りの結果であり、生産児にもっともよく起こる染色体異常である。流産した胎児全体の約4％を占める。

図表6-6

母の年齢	ダウン症の子が生まれる頻度 出生千対		何らかの染色体異常をもつ子が生まれる頻度 出生千対	
20	1/1667	0.6	1/526	1.9
25	1/1250	0.8	1/476	2.1
30	1/952	1.1	1/384	2.6
31	1/909	1.1	1/384	2.6
32	1/769	1.3	1/323	3.1
33	1/625	1.6	1/286	3.5
34	1/500	2.0	1/238	4.2
35	1/385	2.6	1/192	5.2
36	1/294	3.4	1/156	6.4
37	1/227	4.4	1/127	7.9
38	1/175	5.7	1/102	9.8
39	1/137	7.3	1/83	12.0
40	1/106	9.4	1/66	15.2
41	1/82	12.2	1/53	18.9
42	1/64	15.6	1/42	23.8
43	1/50	20.0	1/33	30.3
44	1/38	26.3	1/26	38.5
45	1/30	33.3	1/21	47.6
46	1/23	43.5	1/16	62.5
47	1/18	55.6	1/13	76.9
48	1/14	71.4	1/10	100.0
49	1/11	90.9	1/8	125.0

資料：Hook EB (Obstetrics and Gynecology 58:282-285, 1981)
Hook EB, Cross PK, Schreinemachers DM (Journal of the American Medical Association 249(15):2034-2038, 1983)
を元に母子保健課にて作成

　世界中のダウン症候群の発生率に関する最近の推定では、正児出産1,000件あたり約0.8件である[20]。ダウン症候群の発生は、母親の年齢が高くなるほど確率は高くなる（図表6-6参照）。母親の年齢が高いと卵子も機能が低下し不分離現象が起きやすくなることが原因と言われている。

　ダウン症候群の予防として、葉酸が推奨されている。ダウン症候群の乳児を持つ母親のなかに、葉酸およびメチルの異常な代謝並びに葉酸遺伝子の変異であるNTD (Neural-Tube Defects) という神経管欠損がみられることが証明されている。そこで、受胎前の葉酸補充は、ダウン症候群の頻度を減少させる可能性や出生前血清葉酸塩濃度が改善[21]されるが、母親の葉酸塩補充の総合的な有益性を示す決定的な結果は得られなかったという報告がされている[22]。また、厚生労働省は耐容上限量算定の参照値を18 μg/kg 体重/日（50kgの方で900 μg/日）に設定している[23]。後期に葉酸のサプリメントを過剰に取ることで子どもの喘

息が増えるという報告もある[24]。

おわりに

　人工妊娠中絶は、予定外および望まない妊娠や経済的理由で行われていた。これに加えて生殖医療の進歩により出生前診断という児の選別が行われ、人工妊娠中絶をするというケースが出てきている。現在は少子化で、今や女性が生涯産む子どもは1人か2人である。誰もが正常な児の出産を望んでいるのはわかるが、異常が認められた場合その生命を絶つことは生命倫理上大きな問題といえる。吉村泰典は、「生殖医療は医療だけの問題ではなく、人の生命観、家族観、倫理観など多くの問題を包含している。時空を超えた絶対的な倫理というものはなく、倫理観とは時代とともに、また技術開発とともに変化するものである」と述べている[5]。

　生殖医療や再生医療の進歩に合わせた倫理的諸問題や法的諸問題について、どのような方向に進むべきか、受精卵の操作や胎児のいのちについて今後どう向き合っていけばよいのか、議論していく必要がある。

歴史年表[1)25)]

年　代	日本史	世界史
1641（寛永18年）	日本ではじめて帝王切開術の施術　出島でのオランダ貿易開始	74年　アントーニ・ファン・レーウェンフック、微生物をまた77年に精子を発見
1646（政保3年）	三代将軍家光、中条流女医者の堕胎禁止の町触れを出す	
1765（明和2年）	賀川玄悦、『産論』を著す。	76年ジョン・ハンター（John Hunter）が、初の人工授精に成功
1781（天明元年）	津山藩、妊娠届出制度開始（妊娠4か月で届出）	

年		
1868（明治元年）	10月「産婆ノ売薬世話及堕胎ノ取締方」太政官布告、売薬の世話、堕胎の取扱の禁止	84年ジェファーソン医科大学教授のウィリアム・パンコーストがクェーカー教徒で乏精子症の夫の代わりに人工授精を行う
1873（明治6年）	群馬県、「医務概則」（医療概則）制定、産婆が許可制になる	
1874（明治7年）	8月「医制」公布、その中に産婆資格の条件と免許制度を規定	
1875（明治8年）	京都産婆養成所開設	
1880（明治13年）	「刑法」制定、（堕胎が禁止事項から犯罪に）	
1899（明治32年）	「産婆規則」（勅令第345号）、「産婆試験規則」「産婆名簿登録規則」制定	
1910（明治43年）	「産婆規則」一部改正	53年アイオワ大学のシャーマン・ブンケにより凍結精子で初の人工授精児誕生
1927（昭和2年）	大日本産婆会結成、各県の産婆会を連合	75年アメリカ合衆国でアシロマ会議が開かれ、遺伝子組み換えのガイドラインが議論された
1936（昭和11年）	胎児心音描写装置＝妊娠・分娩の正常以上の判断	78年世界初の体外授精児誕生
1948（昭和23年）	優生保護法制定、人工妊娠中絶認可	82年HIV（ヒト免疫不全ウイルス）の発見
1952（昭和27年）	優生保護法改正	90年アメリカ合衆国で、世界初の遺伝子治療。アデノシンデアミナーゼ欠損症による重度免疫不全患者に対する治療が行われた
1954（昭和29年）	日本家族計画協会設立	
1991（平成3年）	中絶可能時期：妊娠第22週以前	
1994（平成6年）		カイロ会議（国際人口開発会議）リプロダクティブヘルス／ライツの概念が提唱された
1995（平成7年）	阪神・淡路大震災	第4回世界女性会議（北京会議）リプロダクティブヘルス／ライツの概念が採択
1996（平成8年）	優生保護法改正、母体保護法となる（優性思想と切り離されて母体のみに関わる法律）	96年ロスリン研究所でイアン・ウィルムットらにより、体細胞クローンの子羊ドリー誕生
		98年ウィスコンシン大学のジェームズ・トムソンらにより、ヒトES細胞株の樹立に成功
2000（平成12年）	受精卵（胚）は「生命の萌芽」：文部科学省	2003年ヒトゲノムプロジェクトの完成版の公開
2001（平成13年）	受精卵（胚）の臓器分化をもって「生命の始まり」とする：日本産科婦人科学会	

2007（平成19年）	京都大学の山中伸弥らのグループが、ヒトの皮膚細胞に遺伝子を組み込むことにより人工多能性幹細胞（iPS細胞）を生成する技術を発表	07年ウィスコンシン大学のジェームズ・トムソンもほぼ同等の方法でiPS細胞を生成する論文を発表
2013（平成25年）	新型出生前検査開始（2014年まで、陽性診断の9割以上中絶選択）	

【参考文献】

1）白井千晶「産み育てと助産の歴史」医学書院　2016年5月15日
2）北村邦夫「第7回　男女の生活と意識に関する調査」一般社団法人　日本看護家族協会　2014年
http://www.gender.go.jp/about_danjo/whitepaper/h28/zentai/html/zuhyo/zuhyo01-04-03.html
3）内閣府男女共同参画局「年齢階級別人工妊娠中絶件数及び実施率の推移」
http://www.jfpa.or.jp/paper/main/000047.html　2015年
4）新道幸恵、中野仁雄、遠藤俊子編集「母性看護学概論ウィメンズヘルスと看護」2013年12月5日
5）吉村泰典「生殖補助医療における生命倫理を考える」産科と婦人科　3（7）247-253. 2016.
6）塚原久美「中絶技術とリプロダクティブ・ライツ」勁草書房　2014年3月20日
7）NPO法人Fine　不妊について　https://j-fine.jp/infertility/about.html
8）NPO法人Fine「Fine祭り2008：ひとりじゃないよ、不妊」14-15. 2008年
9）本川裕「図録　人工妊娠中絶の国際比較」
http://www2.ttcn.ne.jp/honkawa/2247.html　2009
10）系統看護学講座　専門分野Ⅱ　母性看護学2　医学書院　2016年1月6日
11）ウィキペディア　フリー百科事典　胎児
https://ja.wikipedia.org/wiki/%E8%83%8E%E5%85%90
12）藤川忠宏「生殖革命と法」日本経済評論社　2002年1月31日
13）毎日新聞「体外受精児　過去最多4.7万人出生　14年21人に1人」2016年9月5日
https://mainichi.jp/articles/20160916/k00/00m/040/018000c

14）青野由利「生命科学の冒険」ちくまプリマー新書　2007年12月10日
15）笠松幸一、和田和行編集「21世紀の倫理」八千代出版　2004年5月14日
16）日本経済新聞「羊水検査、10年で倍増　出生前診断に関心高まる」2013年6月22日
　　https://www.nikkei.com/article/DGXNASDG2100C_S3A620C1CR0000/
17）金井誠「新型出生前診断（NIPT）とは」助産雑誌3 Vol.70（3）178-182. 2016年
18）内閣府「障害者差別解消法」http://www8.cao.go.jp/shougai/suishin/sabekai.html 2016年
19）島薗進「いのちを"つくって"もいいですか？」NHK出版　2016年1月30日
20）K・F・カイプル編、酒井シズ監訳「疾患別医学史Ⅱ」朝倉書店　2006年1月20日
21）Gad B., Svetlana A., Michal B., Sigal H., Howard C., Frequency of Down's syndrome and neural-tube defects in the same family. The Lancet. 361. 1331-1335. 2003年4月19日
22）Lassi ZS., Salam RA., Haider BA., Bhutta ZA., Folic acid supplementation during pregnancy for maternal health and pregnancy outcomes. Cochrane Database of Systematic Review. Issue3. 1-2. 2013
23）厚生労働省　日本人の食事摂取基準（2015年版）の概要
　　www.mhlw.go.jp/file/04-Houdouhappyou-10904750.../0000041955.pdf
24）Melissa J. Whitrow, Vivienne M. Moore, Alice R. Rumbold, and Michael J. Davies, Effect of Supplemental Folic Acid in Pregnancy on Childhood Asthma: A Prospective Birth Cohort Study. American Journal of Epidemiology. Vol.170（12）1486-1493. 2009
25）茨木保「まんが　医学の歴史」医学書院　2011年4月1日

第 7 章
障害者差別解消法における教育

宇城靖子

1. 日本の障害者福祉

　日本の障害教育の歴史は、後述するように1878年の京都盲唖院が始まりといえる。そして基本的には少数の篤志家の努力によって運営されてきた。しかしながら財政難によって安定した運営には至らなかった。その後は公立学校の設立となった。

　教育とは、人の可能性を広げ、人生に大事な役割を果たし、望ましい人間形成の目的をもって育成し、心身の発達に応じて行われていくものである。

　なお、特別支援教育とは「障害のある幼児児童生徒の自立や社会参加に向けた主体的な取組を支援するという視点に立ち、幼児児童生徒一人一人の教育的ニーズを把握し、その持てる力を高め、生活や学習上の困難を改善又は克服するため、適切な指導及び、必要な支援を行うもの」と文部科学省は定義している。

　また、障害とは何かという定義については、厚生労働省は「個人の精神、身体における一定の機能が、比較的恒久的に低下している状態をいう」と定義している。

　世界保健機関（WHO）が1980年に発表した「国際障害分類」（International Classification of mpairments Disabilities and Handicaps；ICIDH）では、障害を以下の3つのレベルでとらえている。
①機能・形態障害 Impairment
②能力障害 Disability
③社会的不利 Handicap

　その後、WHOは2001年に開かれた第54回国際保健会議（WHO総会）において国際障害分類（ICIDH, 1980）の改定版が採択された。正式

名称を「生活機能・障害・健康の国際分類」という。厚生労働省による公定日本語訳での略称は「国際生活機能分類」としている。

2. 日本の障害者福祉教育の変遷

わが国における障害者福祉教育の変遷を社会のできごとと絡めながら俯瞰してみたい（図表 7 - 1）。

わが国における障害者福祉教育の始まりは、1878年（明治11年）に聾教育機関として京都で設立された京都盲啞院がその始まりと考えられている。1891（明治24）年には東京で日本初の知的障害教育院＝滝乃川学園が設立され、そして、1909（明治42）年には千葉県勝山に身体虚弱・病弱児のための最初の教育施設、東京市養育院安房分院が開設され、1921（大正10）年には日本の肢体不自由教育の始まりとされる東京・柏学園が設立された。

そのわが国における障害者福祉教育の曙をみた1870年代後半から1920年代にかけて、日本の社会ではどのようなことが起きていたのであろうか。

京都盲啞院が設立された前年の1877（明治10）年は明治新政府に不満をもつ薩摩藩の武士たちが西郷隆盛を首領とした反乱（西南戦争）を起した年である。また、自由民権運動が高揚するなか、前述した東京で日本初の知的障害教育院が設立されたその 3 年前の1889（明治22）年には大日本帝国憲法が発布された。

こうして近代国家としての国づくりが進むなか、新しい世紀（19世紀）を迎えようとする1894（明治27）年には日清戦争（～1895年）が、1904（明治34）年には日露戦争（～1905年）と続けて対外戦争が戦われ、

奇跡的な勝利を収めた。

　一方、明治維新以降、富国強兵政策の下、急速に近代化、資本主義化が紡績業や製糸業などを中心に推し進められた。交通や運輸機関も発展を遂げ、製鉄所などの生産も本格化し、重工業も日露戦争後に発展し、食糧自給率は6割となった。

　そして明治が終わり、大正時代となった1914（大正3）年、ヨーロッパで第1次世界大戦（～1918年）が勃発。ドイツが敗北、ハプスブルク帝国が解体し、ロシア革命が起きた。そして戦後の1920（大正9）年には国際連盟が発足し日本も加盟。協調外交の時代になった。1923（大正12）年9月、関東地方、東京・横浜などが大地震に見舞われ、190万人が被災、10万5千人余が死亡あるいは行方不明になったとされる——関東大震災である。

　一方、急激な資本主義の発達は劣悪な労働環境を生み出した。そして1929（昭和4）年、米国ウォール街での株価大暴落を契機に世界は大恐慌に見舞われ、庶民の生活は凶作も加わり苦しくなっていった。失業者の増加、農村の貧窮など社会に閉塞感が漂った。そうした社会、国際状況のなか、活路を中国大陸に見出した日本は満州＝中国東北部に進出し、中国との武力衝突を繰り返していく。1931年には満州事変を起こし、1937（昭和6）年には盧溝橋事件が起こり、日中戦争に突入。日本は国際社会で孤立していった。ヨーロッパ、ドイツではナチスのヒトラーが政権を掌握し、1939（昭和14）年9月に戦端がひらかれ、ヨーロッパ全土が戦火に見舞われる。

　一方アジアでは、1941（昭和16）年12月8日、日本軍はハワイ真珠湾の米海軍基地を奇襲攻撃し、太平洋戦争の火ぶたが切って落とされる。第2次世界大戦が勃発する。

　日本が米英との戦争に踏み切った1941（昭和16）年には大阪市立思

斉学校が開校。日本最初の知的障害児を収容する学校である。また、同年には国民学校令施行規則で「身体虚弱、精神薄弱其ノ他心身ニ異常アル児童ニシテ特別養護ノ必要アリト認ムルモノノ為ニ学級又ハ学校ヲ編制スルコトヲ得」とし、以後「養護学校」という名称で広がった。

そして、1945（昭和20）年8月、広島・長崎に原爆が投下され、そして日本は無条件降伏し、ここに第2次世界大戦は、イタリア、ドイツ、日本の枢軸国の敗北をもって終わった。

日本の主な都市が、米軍の空襲により焼き尽くされ焦土と化したなかから戦後復興が始まった。敗戦の翌年、1946（昭和21）年に戦後最初の特殊学校の復興ということで「大和田国民学校」という「養護学校」が開設された。

また、1947（昭和22）年には教育基本法・学校教育法が公布された。

1950（昭和25）年には山梨県立盲学校が盲聾重複障害児の教育の始まりとなった。公立病弱養護学校の設立となった。また、同年山口県門司市に最初の公立病弱養護学校・門司市立白野江養護学校が創設された。1953（昭和28）年は文部省より、「教育上特別な取り扱いを要する児童・生徒の判別基準」の通達があり、6種類、4段階の準備と教育措置が示され"分離教育"の法的根拠とされた。そして、1956（昭和31）年、最初の公立肢体不自由養護学校として大阪府立養護学校・愛知県立養護学校が創設され、翌1957（昭和32）年には最初の公立精神薄弱（当時）養護学校、東京都立青鳥養護学校が創設された。

1958（昭和33）年には盲・聾学校学習指導要領公布され、1963（昭和38）年には精神薄弱養護学校学習指導要領公布がされていった。

最初の公立精神薄弱（当時）養護学校30年の間にさまざまな障害に対応する学校が開校された。

1964（昭和39）年には養護学校「精神薄弱児」用の教科書「算数」

「音楽」が刊行され、1979（昭和54）年は養護学校の義務化となり、訪問教育制度が実施された。そして、自閉症は情緒障害として位置づけられ、特殊教育の対象となった。

　この間の社会のできごととしては、敗戦の翌年、1946（昭和21）年は天候問題も重なり食糧難となり、多くの国民は飢えに苦しんだ。戦争を引き起こした日本軍国主義の解体という連合国総司令部（GHQ）による、財閥解体、農地解放、各種民主化政策が推し進められていた。

　敗戦の翌年、1946（昭和21）年には学制改革（小学校から大学まで）が行われ、義務教育9年（小学校6年、中学校3年）が定められ、男女共学等、教育の民主化が行われた。

　1946（昭和21）年11月には日本国憲法が公布され、翌1947（昭和22）年5月3日に施行された。

　1950（昭和25）年、生活保護法が公布され、生活困窮者の医療、助産の保護など規定された。

　焼け野原からの戦後復興であったが、終戦から5年後の1950（昭和25）年に南北に分断されていた朝鮮半島で戦争が勃発、朝鮮戦争である。米軍を主体とする連合軍は、日本を補給基地とし兵站を担うことによって――朝鮮特需――戦後復興・日本経済・産業の復興がなったのである。

　1950年代はテレビ放送が開始、1950年代後半に入ると日本経済は高度経済成長期を迎え、1970年代初めにかけて日本経済は繁栄をとげた。1964（昭和39）年は東京オリンピック開幕、その直前に東海道新幹線が開通した。1960年代にはモータリゼーション時代を迎え、名神高速道路、東名高速道路が開通し、1970（昭和45）年には大阪万博開幕と高度経済成長期の絶頂期であった。国民総生産GNPが、自由主義諸国の中でアメリカにつぐ第2位となったのは1968（昭和43）年であっ

た。石油化学・自動車など技術革新と設備投資が進み、産業構造面では、第1次産業の比率が急速に低下し、第3次産業が大きな比重を占めるようになった。国民の所得を高くなり、戦前にみられた都市と農村の格差がなくなり、電気冷蔵庫、カラーテレビ、自家用車が家庭に普及されるようになった。

しかし、GNP世界第2位になったのもつかの間、1973（昭和48）年秋、第4次中東戦争を機に起こったオイルショックにより、高度経済成長は終わりを告げた。そして、その6年後にもイラン革命を機に始まった第2次オイルショックが起こり、それまでの安い石油に大きく依存していた経済・社会体制を大きく揺さぶることになった。

1980年代に入ると日本経済は、国鉄の民営化を始まりに規制緩和が行われ、バブル経済と呼ばれる未曾有の好景気を迎えることとなる。

戦後復興から高度経済成長期を迎え、成熟社会へと向かうなか障害者福祉教育はどのような変遷をたどっていったのかをみてみよう。

福祉関係に目をやれば、1960（昭和35）年には障害者雇用促進法が制定された。

1965（昭和40）年は障害者基本法が公布された。1970年には心身障害者対策基本法が制定された。

1978（昭和53）年、いわゆる「309号通達」と呼ばれる教育措置としての就学免除・就学猶予を原則廃止とする初等中等教育局長通達「教育上特別な取扱いを要する児童・生徒の教育措置について」が出された。

翌1979（昭和54）年には、養護学校義務化がなされた。1989（平成元）年には国連・児童（子ども）の権利に関する条約が第44回国連総会で採択された。

また、1990年代に入ると、1993（平成5）年には、学校教育法施行

規則が改正され、「学校教育法施行規則第73条21第１項の規定による特別の教育課程」告示、通級による指導（いわゆる『ことばの教室』）の規定・制度化された。この制度化は、特別支援教育の状況改善に役割を果たした。そして障害者基本法も制定された。

　1995（平成７）年は文部省、マルチメデイアの発展に対応した文教施策の推進に関する懇談会提言、いじめ対策緊急会議が行われた。一方、1998（平成10）年は登校拒否の小中学生が10万人突破した。

　21世紀になり、2001（平成13）年春、文科省は、これまでの「特殊教育」という言い方に変え、「特別支援教育」という呼称を使うようになった。

　そして2004（平成16）年、中央教育審議会は「特別支援教育を推進するための制度の在り方について」の中間まとめをし、翌2005（平成17）年12月に答申された。そして、発達障害者支援法公布、文部科学省：小・中学校におけるLD、ADHD、高機能自閉症の児童生徒への教育支援体制設備のためのガイドライン（試案）が公表された。

　2005（平成17）年は障害者自立支援法公布、中央教育審議会：特別支援教育を推進するための制度の在り方について答申され、2007（平成19）年には特別支援教育の実施、盲・聾・養護学校に一本化され、知的な遅れのない発達障害も含めた対象の拡大が行われた。

　2006（平成18）年３月、学校教育法施行規則が一部改正され、「通級性の弾力化」が行われた（施行は同年４月から）。障害者権利条約が国連総会で12月13日に採択された。

　また同年６月には「学校教育法の一部を改正する法律案」が可決・成立し、同月公布され、翌2007（平成19）年４月から正式に実施となった。

　2009（平成21）年、文部科学省は特別支援学校指導要領公布し、子

ども・若者育成推進法が公布された。そして、学校における携帯電話の取り扱い等について通知、児童生徒による小中学校への携帯電話の原則持ち込み禁止になった。

　2011（平成23）年は障害者基本法の一部改正する法律が、2012年は子ども・子育て支援法が公布された。また、2012（平成24）年には障害者総合支援法が制定された。内閣府から、2015（平成27）年には障害を理由とする差別の解消の推進に関する基本方針が出され、2016（平成28）年には障害者差別解消法が公布された。「障害を理由とする差別の解消の推進に関する基本的な事項、行政機関等及び事業者における障害を理由とする差別を解消するための措置等を定めることにより、障害を理由とする差別の解消を推進し、もって全ての国民が、障害の有無によって分け隔てられることなく、相互に人格と個性を尊重し合いながら共生する社会の実現に資することを目的とする」（第1条）。

　国連障害者の権利条約では、「障害に基づく差別」を、「障害に基づくあらゆる区別、排除、または制限であって」「あらゆる分野において、他の者との平等を基礎としてすべての人権及び基本的自由を認識し、享有し、又は行使することを害し、又は妨げる目的又は効果を有するものをいう」と、はっきりと定義している。

　1990年代の社会のできごとをみると、1995（平成7）年、国連人権教育10年がスタートした。またこの年の初め、1月には阪神・淡路大震災（死者6,308人）が発生し、都市直下型地震の恐ろしさを知ることとなる。そして3月には東京都内の地下鉄で、オウム真理教によるサリン事件が発生（11人死亡）した。

　一方、コンピュータ時代の到来となり、1人1台とまさにパーソナルとしてのコンピュータ＝パソコン時代が到来。パソコンの基本ソフト「Windows'95日本版」が発表された。

1997（平成9）年は消費税が5％にアップされ、金融不安から不況が深刻になった。1998（平成10）年は労働基準法一部改正（女性保護の撤廃など）がされた。

2000（平成12）年以降の社会のできごとでは、2000（平成12）年は介護保険制度スタートされ、少年法等一部を改正する法律公布され、適用年齢が引き下げられた。

翌年の2001（平成13）年、ITバブル経済が崩壊した。2003（平成15）年は個人情報の保護に関する法律と少子化社会対策基本法公布された。また、折から始まったイラク戦争に対し、イラク特措法に基づきイラクに自衛隊が派遣された。2004（平成16）年は新潟県中越地震が発生した。

小泉首相が構造改革の名の下、郵政民営化が行われた。尼崎市でJR西日本福知山線脱線事故が起こり、107人が犠牲となった。

総人口が1億2,775万人に減少した。2007年には該当者不明の年金記録が5万件に上ることが表面化した。スマートフォンが登場した。

2008（平成20）年に後期高齢者医療制度が開始された。2009（平成21）年9月に行われた総選挙で民主党が第一党となり、民主党に政権交代、行政刷新会議、事業仕分けがスタートした。

また、米国のサブプライムローンに端を発する金融危機が起こり、投資銀行のリーマンブラザーズ社が倒産し、世界金融危機を引き起こした（リーマンショック）。

2011（平成23）年3月11日、東日本大震災が起こり、また、地震とともに大津波に襲われた福島第一原発4基が冷却不能に陥り、メルトダウンを起こし、うち3基が爆発、壊れた原子炉から放射性物質が福島をはじめとし全国、世界中にまき散らされ、高濃度に汚染された原発周辺の地域から多くの人が避難し、故郷を追われた。

同年8月、障害者基本法が改正された。2012（平成24）年は社会保障・税一体改革大綱が閣議決定された。
　2012（平成24）年年末に行われた総選挙で自民党が政権に復帰。2014（平成26）年7月、第2次安倍政権はこれまでは認められてこなかった集団的自衛権行使であったが憲法解釈を変更して容認することを閣議決定した。そして、2015（平成27）年9月には平和安全法制が成立。
　2016（平成28）年7月26日未明、神奈川県相模原市にある県立の知的障害者福祉施設「津久井やまゆり園」に元職員の男が侵入し入所者19人を刺殺、26人に重軽傷を負わせた大量殺人事件が発生、戦後最悪の大量殺人事件として日本社会に衝撃を与えた。
　男は逮捕後、容疑を認めたうえで「障害者なんていなくなってしまえ」という趣旨の供述。
　近年、グローバル化が進み、情報通信のネットワーク化＝インターネットの著しい発展とともにそれに関連した犯罪や事故も増えてきた。さらに、環境汚染による地球の温暖化が懸念されている。

図表7-1　福祉教育の変遷と社会のできごと

福祉教育の変遷	年	社会の動向
京都盲唖院設立、聾教育機関として京都で設立された盲唖院は特別支援教育の始まりと考えられている	1877 1878 1889	西南戦争（2.15-9.24） 大日本帝国憲法が発布される（2.11） 東海道線全通
東京で日本初の知的障害教育院が設立	1891 1894	90年、教育勅語発布 日清戦争（〜1895）
千葉県で養育院安房分院は身体虚弱・病弱児のための最初の教育施設	1904 1909 1914	日露戦争（〜1905） 第1次世界大戦勃発（〜1918）
東京に柏学園に設立、日本の肢体不自由教育の始まり	1920 1921	国際連盟に加盟（〜1933）、株価暴落し戦後恐慌始まる
盲学校及び聾学校令、盲唖分離令により、盲学校と聾学校に分けられた	1923（T12）	関東大震災、虎の門事件
東京市、鶴巻小学校に身体虚弱児童のための養護学級、八名川小吃音学級、聾唖学校に難聴学級を開設	1926（T15） 1927 1929	そろばんが高等小学校の必修になった。文化的アパートの始まり 金融恐慌。金銭の支払い延期を認めるモラトリアム実施 ニューヨーク株式大暴落。世界恐慌。失業者1年で32万2千、親子心中が増加
大阪市港区に、わが国初の児童福祉施設「水上子どもの家」が開設	1931（S6） 1932 1936 1937 1939	満州事変、日本が国際社会で孤立。軍事産業好況、全国失業者推定170万人、ダイヤル公衆電話東京市内に登場 二.二六事件（2.26〜2.29） 日中戦争（〜1945）の影響で労働力不足。普通自動車保有台数5万台、家庭電化製品普及 第二次世界大戦勃発（〜1945）

国民学校令施行、大阪市立思斉学校は日本最初の、戦前唯一の知的障害児を収容する学校となり、「養護学校」という名称が広がった 弁当を持っていけぬ学童が続出したため午後の授業は中止。学校授業は1年間停止決定	1941（S16） 1945（S20）	太平洋戦争勃発（～45） 3.10東京大空襲、6.23沖縄戦終わる。8.6広島に原爆投下、8.9長崎にも。8.15日本、無条件降伏をした。砂糖、塩の欠乏、闇市の氾濫、敗戦後、大都市の住民は家を失い、粗末な豪舎（地下防空壕）やバラック、バス住宅に住む
「大和田国民学校」という「養護学校」は特殊学校が開設	1946（S21）	食糧難、生活保護法9.9公布、生活困窮者の医療、助産の保護など規定、日本国憲法11.3公布
1947年教育基本法・学校教育法の公布 児童福祉法公布12.12	1947（S22）	労働基準法　地方自治体法公布、日本国憲法施行、国家公務員法公布、電力不足による停電、ロウソクの使用
教育委員会法	1948（S23）	帝銀事件、海上保安庁設置、福井大地震 少年法　少年院法 優生保護法
山梨県立盲学校が盲聾重複障害児の教育の始まりとなった。公立病弱養護学校が設立 生活保護法改正、教育費扶助実施	1950（S25）	公職選挙法　図書館法　公布、精神衛生法、文化財保護法公布、都会の早婚化戦前の2倍、インフルエンザ大流行、女性の平均寿命60歳を超える。朝鮮戦争勃発
児童憲章制定 大阪府に身体障害者更生指導所開設	1951（S26）	日本、ユネスコ、ILOに加入、対日平和条約・日米安全保障条約調印、日本、世界保健機関（WHO）に加盟、職業別電話帳が誕生、民放ラジオ放送開始、老人ホームが東京に誕生、第1次ビルブーム

文部省より、「教育上特別な取り扱いを要する児童・生徒の判別基準」の通達があり、6種類、4段階の準備と、教育措置として、最初の公立肢体不自由養護学校と最初の公立精神薄弱（当時）養護学校　30年の間にさまざまな障害に対応する学校が開校された	1953（S28） 1954（S29） 1955（S30） 1956	NHK放送開始、テレビ放送開始 町村合併促進法公布、町村合併で全国35市誕生、警察法改正 防衛庁設置法　自衛隊法公布 原子力基本法公布、初の原水爆禁止世界大会 売春防止法、大都市に深夜喫茶増える 国際連合に加盟
養護学校「精神薄弱児」用の教科書「算数」「音楽」刊行 障害者基本法	1960 1963 1964（S39） 1969 1970 1973	カラーテレビ放送開始 首都高速、名神高速道路一部開通 東京オリンピック開幕、東海道新幹線開通 東名高速道路全開通 大阪万博開幕 高度経済成長の終わりを告げた石油危機 狂乱物価
養護学校の義務化、訪問教育制度が実施された。自閉症が情緒障害として位置づけられ、特殊教育の対象となった	1979（S54）	電子レンジの普及率30% 第2次石油危機
	1987	国鉄の分割・民営化スタート
	1988	東京ドーム開業、瀬戸大橋開通 消費税法成立
国連・児童（子ども）の権利に関する条約	1989（S64）	総評が解散、新連合と全労連が誕生
	1990	バブル崩壊と長期不況
	1991	湾岸戦争に90億ドル支援、 雲仙普賢岳で大火砕流発生
	1992	国家公務員の完全週休2日制実施 国際連合平和維持活動などに対する協力に関する法律成立、山形新幹線が開業

文部省による「学校教育施行規則第73条21第1項の規定による特別の教育課程」の告示により、通級による指導「言葉の教室」の規定ができて、この制度化は、特別支援教育の状況改善に役割を果たした	1993（H5） 1994	合計特殊出生率推計値、1.46 Jリーグ開幕、熱狂的なサッカーブーム 児童（子ども）の権利に関する条約批准、厚生省、急速に到来する少子・高齢化社会への対応
文部省、マルチメディアの発展に対応した文教施策の推進に関する懇談会提言、いじめ対策緊急会議 経済同友会、学校から合校へと提唱	1995（H7）	国連人権教育10年スタート 阪神・淡路大震災（死者6,308人） 東京都内の地下鉄でサリン事件発生（11人死亡）、パソコンWindows'95日本版発表
	1996	人権擁護施策推進法（5年の時限立法）
	1997（H9）	消費税5％にアップ 金融不安から不況が深刻になった
登校拒否の小中学生が10万人突破	1998（H10）	長野冬季オリンピックが開催 和歌山市で毒物カレー事件発生 労働基準法一部改正（女性保護の撤廃など）
学校教育基本法の一部改正公布	1999（H11）	改正男女雇用機会均等法施行 男女共同参画社会基本法成立 茨木県東海村で臨界事故発生
教育改革国民会議	2000（H12）	介護保険制度スタート、九州・沖縄サミット 少年法等一部を改正する法律公布
特別支援教育への転換	2001（H13）	ITバブル崩壊
	2003（H15）	個人情報の保護に関する法律公布 少子化社会対策基本法公布 テレビゲームが暴力性を誘発する イラクに自衛隊派遣（～2009）

2004年8月中央教育審議会で「特別支援教育を推進するための制度の在り方について」中間まとめの検討が始まった。2005年12月答申された。 発達障害者支援法公布、文部科学省：小・中学校におけるLD、ADHD、高機能自閉症の児童生徒への教育支援体制設備のためのガイドライン（試案）公表	2004（H16）	山口県で鳥インフルエンザ発生 新潟県中越地震発生（10.3）
障害者自立支援法公布、中央教育審議会：特別支援教育を推進するための制度の在り方について答申	2005（H17）	日本国際博覧会（愛知万博）開幕 郵政民営化 総人口1億2,775万人に減少 尼崎市でJR西日本福知山線脱線事故
学校教育法の実施規則の1部改正された	2006（H18）	防衛庁を防衛省に格上げ
特別支援教育の実施 盲・聾・養護学校に一本化 知的な遅れのない発達障害も含めた対象の拡大が行われた	2007（H19）	該当者不明の年金記録が5万件に上ることが表面化、日本国憲法の改正手続きに関する法律公布、参院選で自民党は歴史的惨敗 スマートフォン登場
文部科学省：教育振興基本計画決定 学校の危機管理マニュアル作成	2008（H20）	後期高齢者医療制度開始
文部科学省：高等学校学習指導要領、特別支援学校指導要領公布、子ども・若者育成推進法公布。学校における携帯電話の取り扱い等について通知、児童生徒による小中学校への携帯電話の原則持ち込み禁止（通知）	2009（H21）	民主党に政権交代、行政刷新会議、事業仕分けスタート
文部科学省、子ども・子育てビジョン通知	2010（H22）	社会保険庁廃止され日本年金機構発足

スポーツ基本法公布 障害者基本法の一部改正する法律	2011 (H23)	東日本大震災（3.11）、新興工業国の台頭や製造業の海外移転で日本の貿易黒字は漸減していき東日本大震災で一気に赤字になった。債権を取り崩し
少子化社会対策会議「子ども・子育て新システムの基本制度について」決定 子ども・子育て支援法公布	2012 (H24)	社会保障・税一体改革大綱を閣議決定 東京スカイツリー開業
障害を理由とする差別の解消の推進に関する基本方針	2015 (H27)	2015.9 平和安全法制成立、日本の自衛隊は、一定の条件の下で集団的自衛権の行使が可能になった。歴史問題が現在の外交に大きな影響を与える
障害者差別解消法公布	2016 (H28)	相模原障害者施設殺傷事件
文部科学省：教育振興基本計画決定、 学校の危機管理マニュアル作成	2017 (H29)	AI進む実用化

【年表の文献】

中谷彪、伊藤良高編著：改訂版　歴史の中の教育　教育史年表、教育開発研究所、2013

下川耿史、家庭総合研究会編：昭和・平成家庭史年表1926-2000、河出書房新社、2009

五味文彦、鳥海靖編：新もういちど読む山川日本史、山川出版社、2017

PHP研究所：オールカラー図解　日本史＆世界史並列年表、2017

東京都歴史教育研究会：一冊でわかる　イラストでわかる図解現代史1945-2020、成美堂出版、2016

日本史、西東社、2016

特別支援学級の在籍者数、知的障害、自閉症・情緒障害者数と小学校、中学校、高等学校の在籍者数の年次推移（2005年～2015年）

特別支援学級在籍者数は、文部科学省によると、図表7－2にあるように7年間で73,723人増加した。2008年（平成19年）以降、障害種別にカウントしており、発達障害を含んでいるため増加していると考えられている。一方、図表7－3の小学校、中学校、高等学校の在籍者数年次推移（2005年～2015年）では、在籍者数は減少している。

図表7－2　特別支援学級の在籍者数、知的障害、自閉症・情緒障害者数の推移

（2015年5月1日現在）

西　暦	2005	2008	2009	2010	2011	2012	2013	2014	2015
在籍者数	90,851	113,377	124,166	135,166	145,431	155,255	164,428	174,881	187,100
知的障害	57,083	66,711	71,264	75,810	80,099	83,771	86,960	90,403	94,821
自閉症・情緒障害	25,882	38,001	43,702	49,955	55,782	61,756	67,383	74,116	81,624

文部科学省　引用作成

図表7－3　小学校、中学校、高等学校の在籍者数の年次推移　　単位（千人）

西　暦	2005	2008	2009	2010	2011	2012	2013	2014	2015
小学校	7,201	7,133	7,322	7,064	6,993	6,887	6,765	6,677	6,600
中学校	3,664	3,615	3,592	3,600	3,558	3,574	3,553	3,536	3,504
高等学校	3,719	3,407	3,367	3,347	3,369	3,349	3,356	3,320	3,334

文部科学省　引用作成

【文献】

文部科学省ホームページ、2017.9.4アクセス

幼稚園、小学校、中学校、高等学校、特別養護支援学校学生数

http://www.e-stat.go.jp/SG1/estat/List.do?bid=000001015843&cycode=0

第 8 章
共生教育

平塚儒子・宇城靖子

1.「人と環境の共生する社会」づくり

　共生は快適な環境を保全・創造していくために、環境と触れ合うことによって、環境に対する的確な認識を育み、環境に配慮した行動を行い、環境からの恵みを適切に守り育てていくことが重要な観点であるとする「人と環境の共生する社会」づくりが根底となっている。青少年の体験・交流活動等の街づくりの場づくりを文部科学省が、国土交通省は、幅広い年齢層の人々が自然とのふれあいやスポーツ・レクリエーション、文化芸術活動をといった多様な活動を行う拠点となる都市公園の整備をすすめている。また、農林水産庁は、国有林野を国民の保健・文化・教育的に供するために、自然休養林などの「レクリエーションの森」の活用を推進している。

　日本人は古来から自然を愛し、人々と助け合って生きてきた共生の国民性があるので、地域のなかで、何を求めてきたかを平塚儒子の調査結果を図表8-1、8-2で示す。

　図表8-1は古い文化のある故郷で昔の人々の生活を知ること、自然の山川草木を愛する国民性について表した。「古い文化のある故郷で昔の人々の生活に関心した人」のうち「自然の山川草木はとても好きで四季の風景を美しく感動する人」78.8％で、「自然の山川草木はとても好きで四季の風景を美しく感動しない人」21.1％であった。

　図表8-2は古い文化のある故郷で昔の人々の生活を知ることと、理科学習の興味・関心の関係について表した。「古い文化のある故郷で昔の人々の生活に関心した人」のうち、「理科の勉強において考えるのが楽しい人」が51.9％で、「理科の勉強において考えるのが楽しくない人」48.1％より多かった。一方、「古い文化のある故郷で昔の人

図表 8 − 1　古い文化のある故郷で昔の人々の生活を知ること、
　　　　　自然の山川草木を愛する国民性

☐ 自然の山川草木は好きで四季の風景は感動しない
■ 自然の山川草木はとても好きで四季の風景は美しく感動する

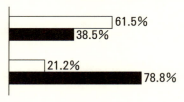

古い文化のある故郷で昔の人々の生活に関心しない　61.5%／38.5%
古い文化のある故郷で昔の人々の生活に関心した　21.2%／78.8%

2016年大阪府A 地域の小・中学生に調査　n=71　*P<0.05

図 8 − 2　古い文化のある故郷で昔の人々の生活を知ることと、
　　　　　理科学習の興味・関心の関係

☐ 理科の勉強において考えるのが楽しくない
■ 理科の勉強において考えるのが楽しい

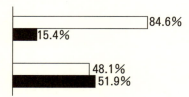

古い文化のある故郷で昔の人々の生活に関心しない　84.6%／15.4%
古い文化のある故郷で昔の人々の生活に関心した　48.1%／51.9%

2016年大阪府A 地域の小・中学生に調査　n=71　*P<0.05

々の生活に関心しない人」は「理科の勉強において考えるのが楽しくない人」84.6%であった。

　文部科学省は、インクルーシブ教育システムにおいては、障害者が同じ場で共に学ぶことを追求するとともに、個別の教育的ニーズのある幼児・児童・生徒に対して、自立と社会参加を見据えて、その時点で教育的ニーズに最も的確に応える指導を提供できるとしている。

　しかしながら、障害者交流学習は行事に参加することだけでは理解

第8章 共生教育

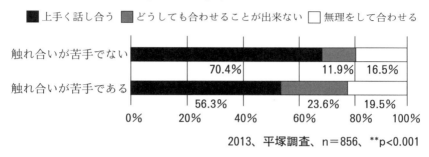

図表8−3 スポーツや遊びの中で体の触れ合いが苦手な者は話し合うことが苦手である

2013、平塚調査、n＝856、**p<0.001

しがたく、学校教育での毎日の人間関係によって研かれていくものであると考えられた。図表8−3のごとく、スポーツや遊びのなかで体の触れ合いが苦手な者は話し合うことが苦手である。自分とは考え方の違う人に出会ったときに上手く話し合う者は、スポーツや遊びのなかで「体の触れ合いは苦手ではない」70.4％に対し、「体の触れ合いが苦手である」56.3％あった。自分と考え方の違う人に出会ったときにどうしても合わせることができない者は、「体の触れ合いが苦手である」23.6％で、「体の触れ合いが苦手でない」11.9％よりも高く、どうしても合わせることができないが2割強あった。

発達障害によるコミュニケーション障害について、最近増えている大人の発達障害、自閉スペクトラム症はコミュニケーション障害が表れ、社会人になるまで気づかれないと著し[1]（水谷仁、2015）、知覚過敏があるとも著している[2]（小野次朗ら、2009）。発達が気になる子へのソーシャルスキルの考え方によると、社会性、対人関係が下手な子どもには、早期にその困った行動に支援することの必要性を著している[3]（鴨下賢一ら、2013）。このことは、子どもの頃からの問題行動への支援の重要性を示唆している。

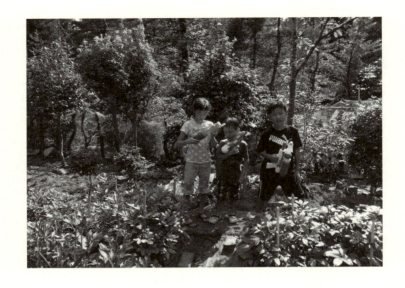

　デンマークの高齢者、障害の人への共生教育について、市民に貢献できる人材育成として「高齢者も障害がある人も充実したくらしを」、子どもに障害があっても、多くの場合、普通の学校で学びサポートを受け、重度の自閉症とか脳性マヒの子どもはスペシャルスクールに通学支援をしていることを著している[4]（江口千春ら、2010）。このことは、北欧のような、費用が10倍必要とされるが、国が高齢者、障害者を支援し、市民に還元できる人材を育成する教育を必要とされている。

2．指導案　人の発達と動物の攻撃と「いじめ」
　　―日本人の生活は昔から共生の社会であった―

　昔から自然が好きな日本人は、日本列島はモンスーン地帯で、自然災害の多い南北に長い弓型列島であったが、大自然の畏怖を抱くとと

もに、豊かな自然と四季の恵みに感謝して、人々と助け合って、共生の生活を集団社会で生きてきた。

　生物は本来、同じ種の仲間に対する闘争の衝動がある。人間の場合、理性で抑制されている。理性で抑制されているから、ストレスが生じている。そこで、自分よりも弱い者に対して、心理的あるいは肉体的な攻撃を繰り返し、相手に大きな苦しみを与えるのが「いじめ」である。被害者への共感や同情が少なく、「いじめ」がエスカレートして、相手を死にやるという悲しい報道がされている。

　日本人が助け合って、「いじめ」がエスカレートしない、共生する社会とは、倫理的に生きるとは何かを、気付くことを目的としている。「環境教育の指導」について、「公民」の指導案[5]が自然との共生を表していた[6]。

　情緒・情動と五感について、日本人の行動基準である道徳性は、何をするのかは、美しいか、醜いかが、極めて重要なことである。自然に感謝しつつ、畏けいの念をもって、集団で生きた日本人は、他の国々とは、異なる日本文化の形成を育んできた。なお、外国との比較において日本人の脳は左脳と右脳の五感の入力差がある[7]。

　情動や情緒をうまく育てるには、環境との兼ね合いをどう学習させるかが問われる。情動のセンターを辺縁系と視床下部におき情動的な反応は線条体へ流れる運動回路と大脳皮質へ流れる思考回路の統合された反応からなり、この流れは、五感からの刺激を脳が知覚することから始まり、帯状回や扁桃核などの大脳辺縁系と脳幹の青斑核や頭頂葉などを巻き込んで前頭葉を中心に総合的な過程で反応すると考えられる[8]。

　視覚、聴覚、触覚、味覚が視床下部を通って大脳皮質で情報処理されてから大脳辺縁系に到達する。嗅覚は嗅神経から直接、大脳辺縁系

に情報を送る[9]。これらが情操であって、道徳性を形成しているのである[10]。

下記には全教科における共生教育の指導案を表した。

指導項目のねらい	指導の視点	備考
1．日本人の誕生を知る	いまから数万年前、まだ大陸と地続きだった日本列島に、日本人の祖先となる人物が①サハリン経由で北海道に渡来した。②東南アジアに残った一部が南西諸島を経由して日本列島に渡来した。③シベリアはアジアへ南下してその一部は朝鮮半島を経由して日本列島に渡来した説がある	
2．日本人の自然観と共生の社会を考える	約1万2000年前に始まった縄文時代の人々はクルミやクリ、ドングリを主食とした人々で、人間同士が互いに武器をもって殺し合う戦争もなく、のどかで平和な時代であったとされている	
3．文化を持つ日本人は、弥生時代の石器の時代から金属器時代の過渡期である。新しい文化と攻撃の道具として戦争が始まった	弥生時代の文化は大陸からの稲作（水稲耕作）が入り急速に広まった。金属器の使用が始まり鉄製の農具と武器普及によって、急速に農耕の発達が進み、農作物という「財産」とその財産をめぐる「戦争」が生じて、有力者が生まれ、日本に国が生じた。貧富の差が生じることになった	
4．動物の攻撃	人間以外の動物では、縄張りやメスをめぐる同種間の争いは、生きていくための動物の本能である。サルはサルの鳴き声で意味を読み取ろうとする。攻撃されたサルが殺されることはまれである。意味がないことを本能的に理解している動物生態学者のコンラート・ローレンツは、それを「攻撃性」と呼んだ	

5．人の言葉と攻撃	人は言葉によって、人間は人間の話し声に反応して、周囲の人たちとコミュニケーションしている。怒りは、「自分自身を攻撃されたと感じることによって生じる感情」である 怒りの感情を生み出す扁桃体は、ストレス反応を起こす「アドレナリン」を分泌する。扁桃体で生まれた怒りを上手にコントロールするのは大脳皮質である	
6．人間関係の軋轢によるストレスは、心身に病気をもたらす	人間関係は、精神的なストレスがある。通常は休息をとり、気分転換を図れば、ストレスを解消できる。適度のストレスは生活にやりがいをもたらし、心身を強く支える。しかし、過度なストレスを長期にわたり受け続けると、心身に病気を与える	
7．いじめの成り立ちを考える	いじめの構造の一つ、かつての虐げられた自分を見出して、これを圧殺しようとして、弱い自分を排除しようとるので、心に、うっ屈した状態である。「いじめられる」者、「いじめる」者、「傍観」者の関係について考えさせる	

【文献】

1）水谷仁編、ニュートン別冊、こころの診断、p.120-121、2015
2）小野次朗、上野一彦、藤田継道、よくわかる発達障害、ミネルヴァ書房、p.98-99、2009
3）鴨下賢一編、立石加奈子、中島そのみ著、発達が気になる子へのソーシャルスキルの教え方、中央法規、p.6-15、2013
4）江口千春著、ダム雅子訳、デンマークの教育に学ぶ、かもがわ出版、2010
5）国立教育政策研究所　教育課程研究センター、環境教育指導資料〔中学校編〕、東洋館出版社、2017

6）中山智晴著、競争から共生社会へ自然のメカニズムから学ぶ、北樹出版、2016
7）角田忠信、日本人の脳、大修館書店、1981
8）木村泰子、美しい脳図鑑、笠倉出版社、p.70-71、2015
9）木村昌幹監修　科学雑学研究倶楽部編、脳と心の秘密がわかる本、Gakken、p.192-193、2016
10）竹下研三、人間発達学　ヒトはどう育つのか、中央法規、2009

【年表文献】
1）中谷彪、伊藤良高編著：改訂版　歴史の中の教育　教育史年表、教育開発研究所、2013
2）下川耿史、家庭総合研究会編：昭和・平成家庭史年表1926-2000、河出書房新社、2009
3）五味文彦、鳥海靖編、新もういちど読む山川日本史、山川出版社、2017
4）PHP研究所、オールカラー図解　日本史＆世界史並列年表、2017
5）東京都歴史教育研究会監修、一冊でわかる　イラストでわかる図解現代史1945-2020、成美堂出版、2016
6）西東社編集部、オールカラーでわかりやすい日本史、西東社、2016

第 9 章
障害者差別解消法の制定の経緯

佐渡洋克

第9章　障害者差別解消法の制定の経緯　245

1．障害者差別解消法とは

　障害者差別解消法は、正式には「障害を理由とする差別の解消の推進に関する法律」といいます。障害者差別解消法は2016（平成28）年4月1日に施行されましたが、この法律が制定・施行された背景には、世界における障害者の権利意識の高まりがありました。

2．障害者の権利に関する世界の動き

　近年、障害者の権利保護の意識が高まり、これに関する制度の構築や取り組みが国際的に進められています。2006（平成18）年に開催された国連総会本会議では「障害者の権利に関する条約」（障害者権利条約）が採択されました。障害者権利条約は、全ての障害者のあらゆる人権や基本的自由を促進・保護・確保し、そして、障害者の尊厳を尊重することを目的としています。すなわち、障害に基づく差別を禁止し、障害者が自立し、社会に参加することができることを目的とする条約です。
　障害者権利条約には日本も署名しましたが、当時、日本には障害者への差別を禁止する法律はありませんでした。そこで、まず、障害者への差別を禁止する法制度を整備する必要がありました。このような経緯を経て制定されたのが障害者差別解消法です[1]。

3. 障害者の権利に関する法制度の整備

　障害者の権利を保護するために、障害者差別解消法が制定される前にも法整備がなされましたが、主な法律として以下のものがあります。

①障害者基本法
　障害者基本法は、障害者に関する法律や制度に対する基本的な考え方を示す、障害者施策の根幹をなす法律です。わが国では、障害者施策に関して、1970（昭和45）年に心身障害者対策基本法が制定されました。同法は、障害者に対する施策を一層推進するため、また、時代の流れに対応するため、1993（平成5）年に改正されましたが、これが障害者基本法です。障害者基本法は何度か改正を経ましたが、2011（平成23）年改正では、障害者差別の禁止が基本理念として明示されました。また、性同一性障害なども保護の対象に含まれました。さらに、障害者に対する差別を禁止する以外にも、「障害者に対して必要かつ合理的な配慮がなされなければならない」ことが明記されました。これを受けて、障害者差別解消法でも、障害者に対して合理的配慮をしなければならないと規定されました。[2]

②障害者総合支援法
　障害者総合支援法は、障害者の日常生活や社会生活を総合的に支援することを目的として、2012年に制定された法律です。障害者総合支援法は障害者自立支援法を改正したものですが、障害者総合支援法では、障害者の方が住み慣れた場所で可能な限り必要な支援が受けられること、社会参加の機会が確保されること、どこで誰と暮らすかを選

択できることなど、障害のある人が保障されるべき権利がより明確に記載され、障害の有無に関わらず、人格と個性を尊重し合いながら共生する社会を目指すことが規定されました。当該方針に従い、訪問介護の対象者の拡大、地域移行支援の拡大等がなされました[3]。

③障害者雇用促進法

障害者雇用促進法は、雇用の面（募集・採用、賃金、配置、昇進、降格、教育訓練など）での障害者差別の禁止や障害者の雇用義務等を定めた法律です。

後述するように、障害者差別解消法は2013年に改正され、差別的取り扱いの禁止と合理的配慮の提供に関して規定されましたが、これに対応し、障害者雇用促進法では、雇用分野での差別的取り扱いの禁止と合理的配慮の提供について規定されています[4]。

4．障害者差別解消法の内容

①差別的取り扱いの禁止と合理的配慮の提供

人は、障害の有無にかかわらず、個人の尊厳が尊重され、その尊厳にふさわしい生活が保障されなければなりません。そこで、障害者差別解消法は、障害の有無にかかわらず、人格と個性を尊重し合いながら共生する社会を実現することを目的としています（障害者差別解消法第1条）。そのためには、障害を理由とした差別があってはなりませんし、障害者が生活しやすい社会を実現する必要があります。そこで、障害者差別解消法では、障害による差別を解消するための措置として、差別的取り扱いの禁止と合理的配慮の提供を規定しています

(詳細については、本章の 5. および 6. を参照ください)。

②「障害を理由とする差別の解消の推進に関する基本方針」

　障害者差別解消法の内容をより具体化するため、「障害を理由とする差別の解消の推進に関する基本方針」(以下、「基本方針」と略します)が定められています。基本方針では、法律を制定した背景、不当な差別的取り扱いや合理的配慮に関する考え方、行政機関や事業者が講ずべき措置等について記載されています(図表9－1)。

図表9－1

第1　障害を理由とする差別の解消の推進に関する施策に関する基本的な方向	第3、4　行政機関等／事業者が講ずべき障害を理由とする差別を解消するための措置に関する基本的な事項
1　法制定の背景 2　基本的な考え方 　(1) 法の考え方 　(2) 基本方針と対応要領・対応指針との関係 　(3) 条例との関係	1　基本的な考え方 2　対応要領／対応指針 　(1) 対応要領／対応指針の位置付け及び作成手続き 　(2) 対応要領／対応指針の記載事項 3　地方公共団体等における対応要領に関する事項【※対応要領のみ】 3'　主務大臣による行政措置【※対応指針のみ】
第2　行政機関等及び事業者が講ずべき障害を理由とする差別を解消するための措置に関する共通的な事項	第5　その他障害を理由とする差別の解消の推進に関する施策に関する重要事項
1　法の対象範囲 　(1) 障害者 　(2) 事業者 　(3) 対象分野 2　不当な差別的取扱い 　(1) 不当な差別的取扱いの基本的な考え方 　(2) 正当な理由の判断の視点 3　合理的配慮 　(1) 合理的配慮の基本的な考え方 　(2) 過重な負担の基本的な考え方	1　環境の整備 2　相談及び紛争の防止等のための体制の整備 3　啓発活動 　(1) 行政機関等における職員に対する研修 　(2) 事業者における研修 　(3) 地域住民等に対する啓発活動 4　障害者差別解消支援地域協議会 　(1) 趣旨　(2) 期待される役割 5　差別の解消に係る施策の推進に関する重要事項 　(1) 情報の収集、整理及び提供 　(2) 基本方針、対応要領、対応指針の見直し等

(出典：内閣府HP)

5．差別的取り扱いの禁止

①差別的取り扱いの禁止の定義

　国や地方公共団体などの行政機関や民間事業者は、その事務・事業を行うにあたって、障害を理由として、障害者に対して不当な差別的取り扱いをしてはなりません（障害者差別解消法第7条1項、第8条1項）。

　そして、「差別的取扱い」について、基本方針で「障害者に対して、正当な理由なく、障害を理由として、財・サービスや各種機会の提供を拒否する又は提供に当たって場所・時間帯などを制限する、障害者でない者に対しては付さない条件を付することなどにより、障害者の権利利益を侵害すること」と記載されています。したがって、障害者を、障害者でない者と比べて優遇することは禁止されません[1]。

②正当な理由の判断の方法

　1項に記載した、基本方針の「差別的取扱い」の定義では、障害者を「正当な理由なく」障害者を差別的に取り扱うことを禁止しています（すなわち、「正当な理由」があれば、差別的取扱いも認められます）。では、この「正当な理由」はどのように判断されるのでしょうか。

　基本方針では、「正当な理由」がある場合として、「障害者に対して、障害を理由として、財・サービスや各種機会の提供を拒否するなどの取扱いが客観的に見て正当な目的の下に行われたものであり、その目的に照らしてやむを得ないと言える場合」と記載しています。例えば、障害者をサポートするために、職員が障害者に障害の程度や内容等を確認することは、「正当な理由」があるとして、差別的取り扱いには

当たりません（もちろん、障害者のプライバシーに配慮する必要はあります）。

③差別的取扱いの具体例

　障害者差別解消法に基づき、各省庁が所轄の事業者に対して対応指針やガイドラインを作成しています。そこで、これらの対応指針やガイドラインで差別的取扱いに該当するとされている事例をいくつか紹介します。なお、以下の事例は、正当な理由が存在しないのに、障害のみを理由として下記取扱いをすることを前提としています。[5][6][7]

障害を理由として対応を拒否したり、対応を後回しにしたり、あるいは保護者や支援者・介助者の同伴を条件にする。
障害を理由として、入店時間や入店場所に条件を付ける。
不動産業の場合、物件一覧表や物件広告に「障害者不可」と記載する。
公共交通機関において、車イス使用者に対し、混雑する時間の利用を避けてほしい旨述べる。
旅行業者が、障害の内容・程度やツアーの内容、介助者の同行の有無にかかわらず、一律にツアーへの参加を拒否したり、行程の一部に制限を加えたりする。

④法的義務

　国や地方公共団体などの行政機関はもちろんのこと、民間事業者でも、障害者の差別的取り扱いの禁止は法的義務とされています（障害者差別解消法第7条1項、第8条1項）。一方、障害者差別解消法で対象とされているのは行政機関や民間事業者ですから、一般人が個人的に障害者と接するような場合や、個人の思想、言論などは、同法の対象にはなりません。[8]

6．必要かつ合理的な配慮の提供

①必要かつ合理的な配慮の提供

　国や地方公共団体などの行政機関は、障害者から支援を必要とする申し出があった場合には、大きな負担とならない範囲で、障害者の性別、年齢、障害の状態に応じて、「必要かつ合理的な配慮」をしなければなりません（障害者差別解消法第7条2項）。障害者に対する必要かつ合理的配慮の提供は、国や地方公共団体などの行政機関では法的義務とされていますが（障害者差別解消法第7条2項）、民間事業者では努力義務とされています（障害者差別解消法第8条2項）。

②「必要かつ合理的な配慮」はどこまですればいいのか

　必要かつ合理的な配慮は、簡単にできるものもあれば、改修工事が必要であるなど、対応が困難な場合もあります。そこで、求められる必要かつ合理的な配慮は、大きな負担とならない範囲内にとどまります。基本方針では、より具体化して以下の内容にとどまると記載しています[1]。

①障害のない者と同じ機会を提供するためになされるもの
②行政機関や事業者の事務・事業の内容・目的・機能から考えて、必要な範囲の配慮であること
③行政機関や事業者の本来の業務内容に関係するもの
④行政機関や事業者の事務・事業の目的・内容・機能を、大きく逸脱する必要はないこと

例えば、障害により移動困難な方から、「イベントを自宅で見ることができるようにインターネット中継してほしい。」という申し出があった場合、インターネット中継を事務・事業の一環として行っているのでなければ、これを断ったとしても合理的配慮の不提供には当たりません。また、自宅や最寄り駅などへの送迎を求められたとしても、これを事務・事業の一環として行っているのでなければ、これを断ったとしても合理的配慮の不提供には当たりません[9]。

③必要かつ合理的配慮の提供の例

　障害者差別解消法第11条に基づき、各省庁が所轄の事業者に対して対応指針やガイドラインを作成していますので、いくつか紹介します[5)6)7)9)]。もっとも、ここに記載されていることを全てしなければならないのではなく、障害の内容や程度、事業規模や事業内容、人員、具体的な状況に応じた判断が必要です。

A 視覚障害者の場合

図書館を利用するときに、職員が検索機を操作したり、本を代わりに取ってきたりする等の配慮を行った。
弱視のため、テストの際に通常の問題用紙では読むことができないので、拡大文字を使った問題用紙を作成した。
飲食店などで、整理券を取って順番が来ると整理番号がモニターに表示されるシステムを採用している場合、受付担当者が整理番号を把握しておき、順番になったときには声かけをした。
ATMを使用したいが、タッチパネル式になっており操作できなかった場合、暗証番号を聞くことについて了解を得たうえで、店員がATMのタッチパネル操作を代行した。

B 聴覚・言語障害者の場合

大きな会場で開催されるフォーラムでは、手話通訳者がいても見えにくい場合があるので、手話通訳者に近い前方の席を希望者向けに確保した。
食券制の飲食店だったので、身振りによって料理ができたことを伝えたり、店員が座席まで配膳したりした。
災害の際に、避難所で弁当の配給時間などのアナウンスがあっても聞こえないので、アナウンス内容を掲示板やホワイトボードに記載した。

C 身体障害者の場合

市役所への申請書類の受付窓口が2階にあるが、エレベーターがないため上がることができない場合、1階の使用していない会議室を用いて臨時に受付を実施した。
「満員電車での通勤が困難である。」と申し出があったので、時差出勤や在宅勤務を認めた。
車いすを使用する障害者が住宅を購入する際に、住宅購入者から、自己の費用負担で間取りや引き戸の工夫、手すりの設置、バス・トイレの間口や広さ変更、車いす用洗面台への交換等を行いたいと申し出があった場合、不動産業者が、リフォーム業者の手配などの必要な調整を行った。

D 知的障害者の場合

障害者から、「パニック障害があるため、公共交通機関を利用する際に、介助者の隣に座りたい。」と申し出があった。ほぼ満席で隣り合った空席がなかったが、他の乗客の了解を得て座席を変更し、隣り合って座れるように調整した。
学習活動の内容や流れを、本人の理解度に合わせて、実物や写真、絵などを用いて説明した。
障害者から、「多くの人が集まる場所が苦手で、集会活動や儀式的行事に参加することが難しい。」と申し出があった場合に、集団から少し離れた場所に席を用意した。

④環境の整備の事例

　行政機関や民間事業者は、必要かつ合理的な配慮を行うために、施設の構造や設備を改善したり、職員に対して研修などをしたりするよう求められています（障害者差別解消法第5条）。これについても、内閣府が事例集を作成していますので、いくつか紹介します[9]。もっとも、ここに記載されていることを全てしなければならないのではなく、障害の内容や程度、事業規模や事業内容、人員、具体的な状況に応じた判断が必要です。

A 視覚障害

弱視の場合、階段の上り下りの際に段差を見誤ってしまう危険があるので、階段の縁に目立つ色の滑り止めを設置した。
ユニバーサルデザインフォントを使用したパンフレットを作成した。
視覚障害があっても商店街を利用しやすくするために、視覚障害者団体の方と一緒に商店街を回り、通路沿いにあるイートインスペースや鉢植えのレイアウトを見直した。

B 聴覚・言語障害

飲食店で、受付の順番が来ても聴覚障害があると呼ばれてもわからないことがあるので、順番になると振動する機器を導入した。
劇場で鑑賞する際に、聴覚障害者も楽しめるように、ポータブルの字幕機器を導入し、配布した。
災害時の警報は音声によるものが多く、聴覚障害があると気づきにくいので、災害情報を登録された電子メールのアドレスへ配信する警報システムを導入した。

C 身体障害

転倒による怪我を防止するため、支援学級の教室の床にコルクボードを敷き詰めた。
車イスでも乗り込める車両を社用車として導入した。
店舗の入り口に大きな段差があり、車イスでは乗り越えることができなかった。スロープの設置工事は費用面から実施できなかったので、頑丈な木の板を購入して対応した。

D 知的障害

校舎の窓から外へ出ようとすることがあるので、落下を防ぐため、やや高目の手すりや策を設置した。

⑤環境の整備、対応要領や対応指針の作成

　国や地方公共団体などの行政機関や民間事業者は、障害者に対して必要かつ合理的な配慮を的確に行うため、施設の構造や設備を改善したり、職員に対して研修などをしたりするよう求められています（障害者差別解消法第5条）。

　また、国や地方公共団体は、職員が適切に対応することができるよう、差別的取り扱いや合理的配慮の具体例等を記載した対応要領を作成することが法律で規定されています（障害者差別解消法第9条、第10条）。対応要領の作成は、各省庁や関係機関では法的義務とされていますが、市町村等の地方公共団体では努力義務です。

　さらに、主務大臣は民間事業者に向けた対応指針を作成すると規定されており（障害者差別解消法第11条）、これに基づき、各省庁は管轄する民間事業者に対して、差別的取り扱いや合理的配慮等に関する対応指針やガイドラインを作成しています。

⑥行政機関では法的義務、民間事業者では努力義務

　国や地方公共団体などの行政機関では、障害者に対する合理的配慮の提供は法的義務とされています（障害者差別解消法第7条2項）。一方、民間事業者では、障害者に対する合理的配慮の提供は努力義務とされています（障害者差別解消法第8条2項）。

　合理的配慮のための環境の整備については、行政機関、民間事業者、ともに努力義務とされています（障害者差別解消法第5条）。一方、障害者差別解消法で対象とされているのは行政機関や民間事業者ですので、一般人が個人的に障害者と接するような場合には対象となりません。

7．差別を解消するための支援措置

①相談、紛争の防止等のための体制の整備

　障害者やその家族、関係者から、障害の差別に関する相談があった場合、国や地方公共団体は、これに的確に対応するとともに、当該差別を解消するための体制を整備することが求められています（障害者差別解消法第14条）。そのためには、相談窓口を明確にして相談者にわかりやすいようにし、さらに、相談や紛争解決に対応する職員の専門性を高める必要があります。

②障害者差別解消支援地域協議会

　障害者が障害者差別に関する相談をしようと思っても、どこに相談してよいか明らかではないことが多く、また、職員が相談を受けても、当該職員や当該機関だけでは対応できない場合がありました。そこで、

地域のさまざまな関係機関が、情報を共有し協議することで、地域の実情に応じた差別の解消のための取り組みを行うネットワークを構築する必要があります。このような要請から、国や地方公共団体は障害者差別解消支援地域協議会を設置することができる旨定められました（障害者差別解消法第17条）。

　市町村が設置する協議会では、適切な相談窓口を紹介したり、情報の共有や協議、紛争の解決などが期待されています。一方、都道府県が設置する協議会では、市町村の協議会のサポートや構成機関の業務の改善等の広域的な活動が期待されています[1]。

③啓発活動

　障害者差別を解消するためには、国民一人ひとりの障害に関する知識や理解を深めることが不可欠です。そこで、障害者差別解消法では、国や地方公共団体に対して、障害に関する知識や理解を深めるための啓発活動を行うことを求めています（障害者差別解消法第15条）。具体的には、行政機関の職員に対する研修や、民間事業者に対する研修、マスメディア等と連携した情報提供等が重要となるでしょう[1]。

8．罰　則

　障害者差別解消法では、民間事業者などが障害者に対して差別的取扱いをしたとしても、直ちに罰則が科せられることはありません。もっとも、同一の民間事業者が、障害者に対して繰り返し差別行為を行い、自主的な改善が期待できない場合などには、主務大臣は民間事業者に対して報告を求め、あるいは、助言、指導、勧告をすることがで

きます（障害者差別解消法第12条）。また、主務大臣が報告を求めたのに、民間事業者が虚偽の報告をしたり、報告を怠ったりした場合には、罰則（20万円以下の過料）の対象になります（障害者差別解消法第26条）。

【文献】

1）内閣府「障害を理由とする差別の解消の推進に関する基本方針」2015年2月24日閣議決定
2）2011年8月2日付内閣府通知「障害者基本法の一部を改正する法律の公布・施行について」
3）厚生労働省「地域社会における共生の実現に向けて新たな障害保健福祉施策を講ずるための関係法律の整備に関する法律について」
4）厚生労働省「障害者の雇用の促進等に関する法律の一部を改正する法律の概要」
5）消費者庁「消費者庁における障害を理由とする差別の解消の推進に関する対応要領」2015年12月
6）厚生労働省「障害者差別解消法　医療関係事業者向けガイドライン」2016年1月
7）国土交通省「国土交通省所管事業における障害を理由とする差別の解消の推進に関する対応指針」2015年11月
8）障害者差別解消法解説編集委員会　概説障害者差別解消法　法律文化社　2014年2月
9）内閣府「障害者差別解消法　合理的配慮の提供等事例集」2017年4月

【著者紹介】

松尾　拓哉（まつお　たくや）
博士（医学）
近畿大学医学部解剖学教室・医学基盤教育部門講師（解剖学・発生学）および近畿大学大学院総合理工学研究科遺伝カウンセラー養成課程講師（医療特論）、実験動物モデルを対象とした発生学的研究（先天異常）を行う。特に生後の児の行動に異常が現れる神経発達障害についての研究が多い。現在は、二分脊椎の発生を低減する唯一の栄養素（葉酸）の認知と摂取促進について、医療・栄養課程の学生を対象に調査・研究・普及を行っている。
著書に『医療を学ぶ学生のための解剖の手引き』（共著、時潮社）がある。

デッカー清美（デッカーきよみ）
1988年　日本赤十字社助産婦学校卒業
1993年　サフォーク大学経営学部卒業
2013年　首都大学東京人間健康科学研究科看護科学域　博士後期入学
2017年　明治国際医療大学看護学部教授（平成30年3月退任）

宇城　靖子（うしろ　せいこ）
現在、明治国際医療大学看護学部講師
著書『自己回復と生活習慣』分担執筆、「今日の社会と便秘─若者と高齢者の便秘の比較─」「若者と高齢者の主食と嗜好品が及ぼす糖代謝」担当

佐渡　洋克（さど　ひろかつ）
弁護士
2008年　京都大学法学部　卒業
2010年　大阪大学大学院高等司法研究科修了
2010年　司法試験合格　司法研修所入所
2011年　弁護士登録（大阪弁護士会）
2018年　関西パートナーズ法律事務所開設　現在に至る。

【編著者】

平塚 儒子（ひらつか　じゅこ）

大阪府立高等学校同和教育研究会、障害者担当理事（1985年～1998年3月）

文部省内地留学生・近畿大学医学部解剖学第1教室（1983年4月～1986年3月）

長崎純心大学大学院人間文化専攻科博士前期（2002年4月～16年3月）

四天王寺国際仏教大学大学院人間社会学研究科博士後期課程（2004年4月～2009年3月）

帝塚山学院大学人間科学部心理学科教授（2009年4月～2014年3月）

著書に『「社会的脱落層」とストレスサイン―青少年意識の国際的調査から』（時潮社）、『実践的「親学」へ』（監修・編、時潮社）、『子育て支援』（監修・編、時潮社）、『自己回復と生活習慣』（編著、時潮社）、『医療を学ぶ学生のための解剖の手引き』（共著、時潮社）

人体発生学と生命倫理
――生命倫理学的考察――

2018年4月15日　第1版第1刷　定　価＝3000円＋税

編著者　平　塚　儒　子　©

発行人　相　良　景　行

発行所　㈲　時　潮　社

174-0063　東京都板橋区前野町 4-62-15
電　話（03）5915-9046
ＦＡＸ（03）5970-4030
郵便振替　00190-7-741179　時潮社
URL http://www.jichosha.jp
E-mail kikaku@jichosha.jp

印刷・相良整版印刷　製本・武蔵製本

乱丁本・落丁本はお取り替えします。

ISBN978-4-7888-0724-2

時潮社の本

「社会的脱落層」とストレスサイン
青少年意識の国際的調査から
平塚儒子 著
Ａ５判・上製箱入り・184頁・定価2800円（税別）

何が、「社会的脱落青年層」を生み出しているのか？　世界７カ国で実施したストレスサイン調査により、日本の青年の深刻さを析出した著者の研究成果は、国の今後の青少年対策に多くの示唆をあたえている。

子育て支援
平塚儒子　監修／編
Ａ５判・並製・192頁・定価2000円（税別）

「虐待」「いじめ」「自殺」「不登校」「ひきこもり」……、今、日本の子育てをめぐる環境は厳しい。家庭と社会のパートナーシップのもと、「社会の子」として育んでいけるよう、さまざまな観点から"子育て"を考える。

実践的「親学(おやがく)」へ
平塚儒子　監修／編
Ａ５判・並製・180頁・定価2500円（税別）

周囲が気づかぬままに進行するいじめやハラスメントは加害者/被害者ともに取り返しがつかないほど深刻な状態をもたらす。時として気づかずに相手を傷つけている悲劇から逃れるためにも、本書は私たちに大いなる教訓と対応を指し示している。いま、親として子どもにどう向き合うのか。中国での経験をも踏まえて、新しい回答を提示する。

自己回復と生活習慣
平塚儒子　編
Ａ５判・並製・272頁・定価2800円（税別）

本書は人が持つ潜在的な能力に着目し、現代のなかで、どのように生活を再構築すれば健康を取り戻すことができるかについて多方面から積み重ねた論考である。本書を手掛かりにより本物の健康を取り戻していただければ、著者一同望外の喜びである。

時潮社の本

解剖の手引き
モチベーションを上げる解剖実習
松尾拓哉・平塚儒子　共著
Ｂ５判・並製・110頁・定価2500円（税別）

人体の構造は、実に巧妙、精微につくられている。組織・器官の立体的なつながりを学ぶことは、あらためて生命の尊厳について考える機会となり、医療専門職を目ざす自覚を深めることができる有意義な学習の機会である。本書を通じて畏敬と驚嘆の念を持って人体について深く学ばれることを願う。

近代社会事業の形成における地域的特質
山口県社会福祉の史的考察
杉山博昭　著
Ａ５判・上製箱入り・384頁・定価4500円（税別）

日本における社会事業形成と展開の過程を山口県という地域において捉えた本書は数少ない地域社会福祉史研究である。著者は、先達の地道な実践と思想を学ぶことから、優れた社会福祉創造は始まると強調する。一番ヶ瀬康子推薦。日本社会福祉学会奨励賞作品。書評多数。

改訂版　現代福祉学概論
杉山博昭　編著
Ａ５判・並製・240頁・定価2800円（税別）

急速に進む少子高齢化、新自由主義・規制緩和のなか社会保障・社会福祉、公共サービスが大幅に見直され削減・商品化され、ともすれば自己責任に帰される時代。社会福祉とは何か、その歴史と思想から学ばずに社会福祉は理解できない。「社会福祉専門職」とは。法改正、最新の情報をもとに改訂。社会福祉を学ぶうえ必読の一冊！

新版　楽しく学ぶ介護過程
介護福祉教育研究会　編
Ａ４判・並製・116頁・定価1800円（税別）

「介護過程」──介護を必要としている人にどう向き合い、利用者の望む「よりよい生活」「よりよい人生」をどうしたら実現、そして高めるよう支援することができるのか。その方法と介護過程を展開するにあたって大切な点を具体的に、より実践的に解説。

時潮社の本

難病患者福祉の形成
膠原病系疾患患者を通して
堀内啓子　著
Ａ５判・上製・222頁・定価3500円（税別）

膠原病など難病患者を暖かいまなざしで見つめ続けてきた著者が、難病患者運動の歴史と実践を振り返り、今日の難病対策の問題点を明確にし、今後の難病対策のあり方について整理し、新たな難病患者福祉形成の必要性を提起する。一番ヶ瀬康子推薦。『社会福祉研究』（07.7、第99号）で書評。

高齢化社会日本の家族と介護
──地域性からの接近──
清水浩昭　著
Ａ５判・上製・232頁・定価3200円（税別）

世界に類を見ない高齢化社会の淵に立つ日本にとって、介護など社会福祉の理論と実務はもはや介護者・家族ばかりでなく、被介護者にとっても「生きるための知恵」となりつつある。現在を網羅する制度と組織を理解するための格好の一冊。

社会・人口・介護からみた世界と日本
──清水浩昭先生古稀記念論文集──
松本誠一・高橋重郷　編
Ａ５判・上製函入・448頁・定価4500円（税別）

人類学・家族および高齢者の社会学・人口学を横断的に網羅、融合を試みた清水浩昭教授のもとに集った研究者がその薫陶を受けて現代社会をそれぞれの視点で分析、現代の抱える諸矛盾や課題を鮮やかに提示する。

少子高齢社会の家族・生活・福祉
高尾公矢・北川慶子・田畑洋一　編
Ａ５判・並製・192頁・定価2800円（税別）

ますます進む少子化傾向をどうするのか。2005年には人口減に転じた日本で、家族・生活・福祉環境が急変しつつある。今後もこの傾向は長期化すると予測されている日本が世界に示せる筋道を模索し、福祉研究者が提言する。